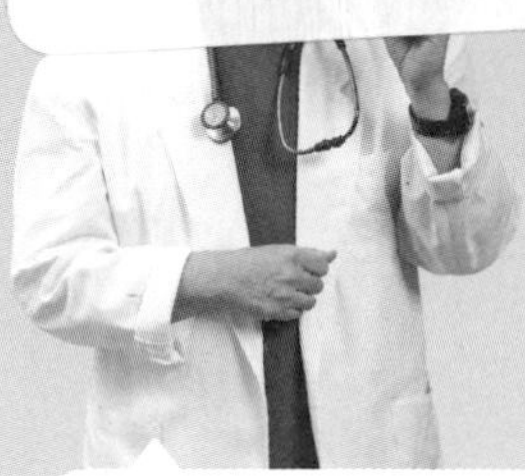

自己抵禦新冠肺炎（COVID-19）、
同時守護大腦健康！

我親身實踐**提升免疫力的7個好習慣**

正因為處於防疫生活，更要注意大腦的健康

養成預防失智症的習慣，
也能讓人避免演變為新冠肺炎重症（COVID-19）

提升免疫力的生活方式，讓心靈也充滿活力

雖然感染新冠肺炎（COVID-19）很可怕，
但認知功能下降、導致憂鬱症的孤立也很可怕！

即使遠離人群，也要下功夫研究不與社會脫節的方法

飲食

◎食用大量蔬菜
與黏稠食品

◎攝取發酵食品
與膳食纖維

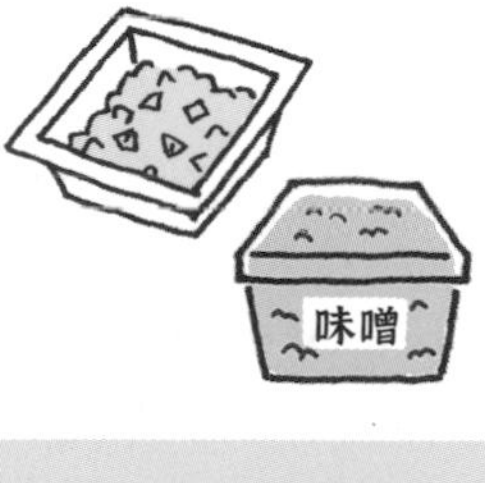

運動

◎在陽光下
大範圍深蹲

◎避開人群，
一天健走1次

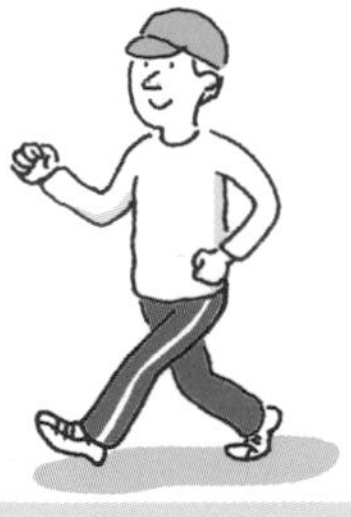

生活習慣

◎勤洗手、
消毒預防感染

◎笑著度過
規律的生活

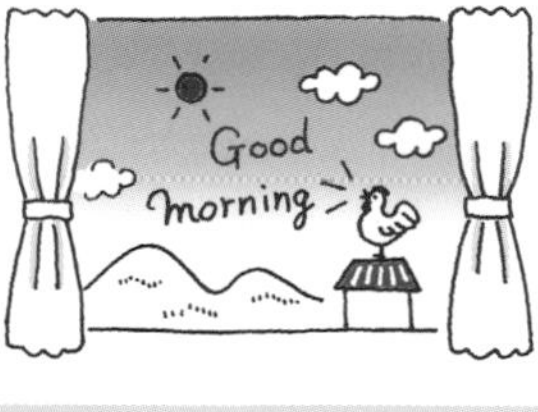

好習慣

① 為預防新冠肺炎重症化，平時必須留意血壓的上升

要如何避免血壓上升呢？

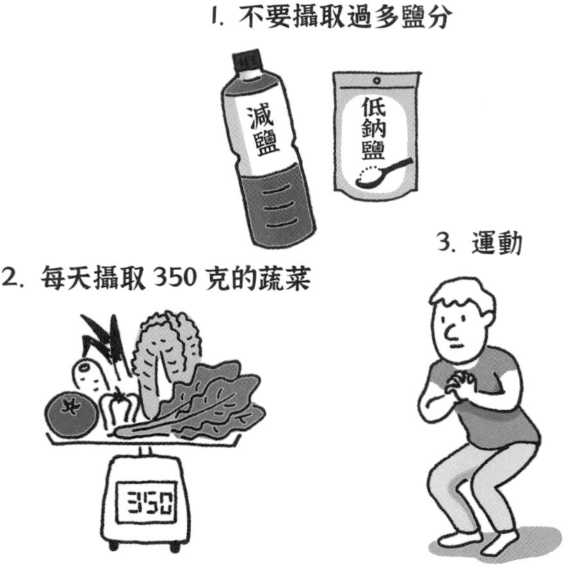

1. 不要攝取過多鹽分
減鹽
低鈉鹽
2. 每天攝取 350 克的蔬菜
350
3. 運動

高血壓不僅會提升罹患失智症的風險，而且根據WHO在中國進行的調查顯示，新冠肺炎（COVID-19）的整體致死率為3.8％，但在高血壓族群中的致死率卻是8.4％。

血壓高低與引發血管收縮的荷爾蒙息息相關。這種荷爾蒙會促進分泌細胞激素、導致身體發炎，也是動脈硬化的原因之一。目前我們已經得知，新冠肺炎（COVID-19）重症化也與細胞激素有所關連。

而我就是利用「減鹽」、「攝取大量蔬菜」與「運動」這3招，將原本有點高的血壓改善為正常值，而且現在也持續維持中。由於自我防疫生活容易導致認知功能下降，我平常也很注意血壓數值（詳見第46頁）。

2 藉由控制血糖上升的習慣，抑制慢性發炎

血糖不易上升的飲食法

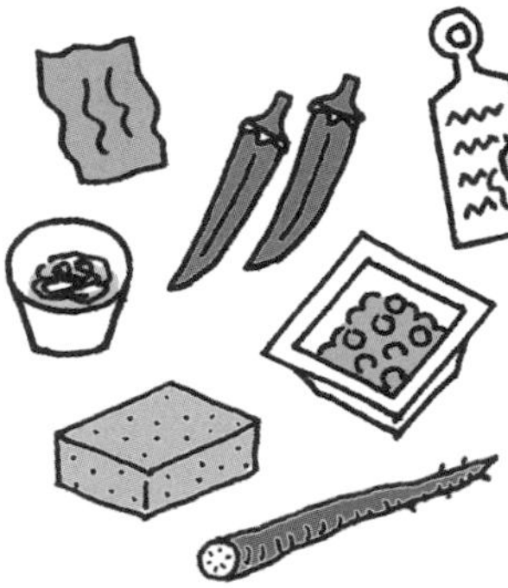

・食用納豆、秋葵、山藥等黏稠食物。

・先吃含有豐富膳食纖維的蒟蒻、牛蒡等。

・先吃能穩定糖分吸收的醋、檸檬汁、乳製品。

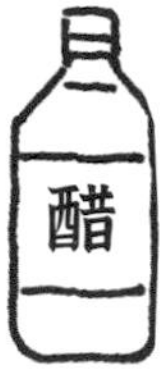

糖尿病患者也一樣，由於血糖一旦上升就會導致身體慢性發炎，罹患失智症的風險也會提高。根據調查，糖尿病患者的新冠肺炎（COVID-19）致死率高達9.2%。

兼有肥胖、高血壓、高脂血症、高血糖這4項的代謝症候群患者，也很容易引起慢性發炎，千萬要多留意。即使是年輕人，若是肥胖的話，一旦感染新冠肺炎，身體的發炎情形更會如野火燎原般，容易演變為重症。在本書中將會詳細說明，究竟該如何降低血糖、抑制慢性發炎。

我平常並不抽菸，而且抽菸對身體也不好。根據WHO的調查，吸菸者罹患新冠肺炎（COVID-19）後演變為必須使用葉克膜（人工心肺裝置）的重症機率，是一般人的3倍。

好習慣

③ 大範圍深蹲、一天外出1次

在陽光下進行大範圍深蹲！

① 雙腳打開超過雙肩，呈八字型。雙手於胸前交握。

② 慢慢下降臀部，直到大腿與地面平行後再往上抬。

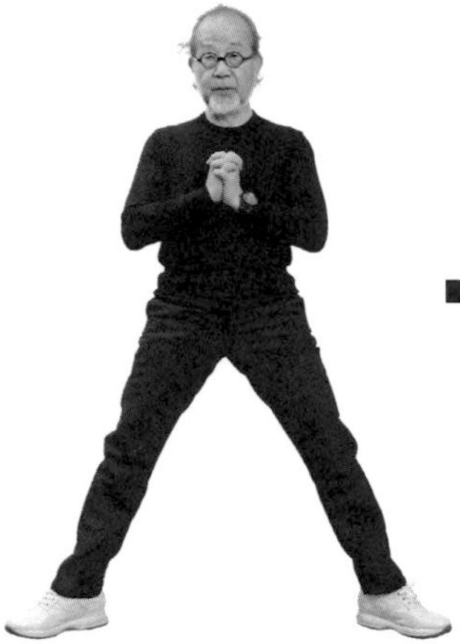

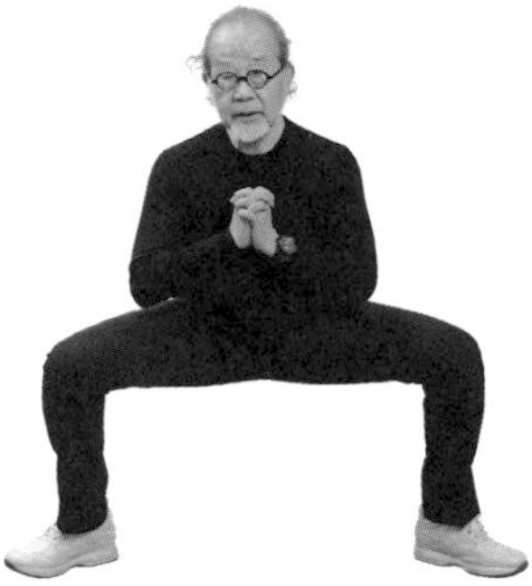

為了避免運動不足、同時紓解壓力，我每天一早起床後就會外出，在陽光下進行大範圍深蹲（詳見第100頁）。

沐浴在陽光下運動，據說可以讓掌管記憶的海馬迴變得活性化，而且還能促進幸福荷爾蒙——「血清素」的分泌，帶來良好的睡眠品質，讓居家防疫生活中容易憂鬱低落的心情一掃陰霾（詳見第84頁）。

在可以確保與他人距離2公尺的前提下，不妨進行像是高爾夫等戶外運動，讓自己轉換心情。我自己則會尋找人跡較少的樹林或河堤，交替進行快走與慢（詳見第94頁），或是一邊心算一邊走路（詳見第96頁）。

好習慣

④ 調整一天的步調，提升先天性免疫力

早、午、晚都要用心過著規律的生活

早上
要沐浴在**陽光**之下

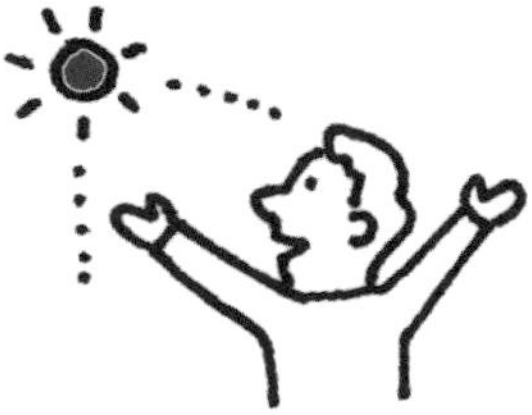

晚間
要**泡澡**

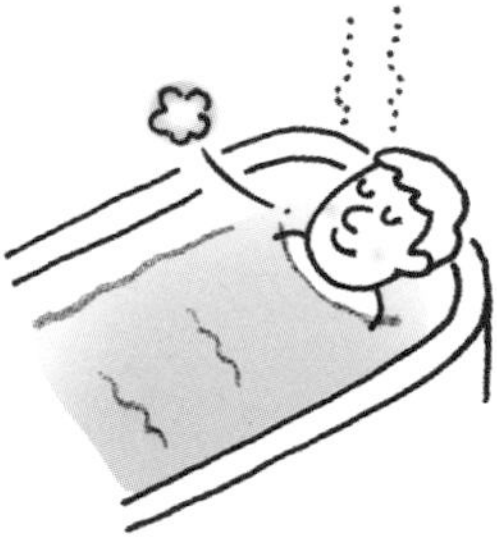

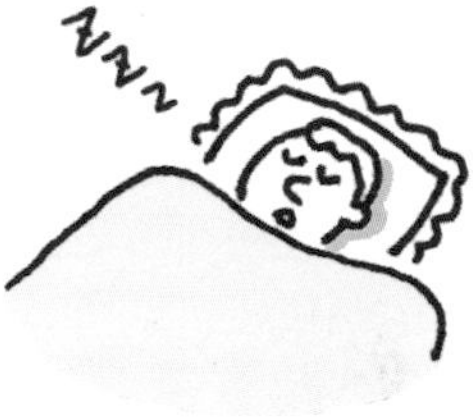

在免疫系統中分為後天性免疫與先天性免疫。疫苗可以讓人獲得後天性免疫，免於重症的威脅。

另一方面，當異物入侵體內時，能以極快速度採取戰鬥姿態的先天性免疫，也具有非常大的力量。為了提升先天性免疫力，最重要的就是生理時鐘要正確運行。

雖然在居家防疫生活中，生活的步調很容易被打亂，不過只要每天早上都在同一時間起床、沐浴在陽光之下後享用早餐，就能重新調整生活步調。此外，血液與淋巴暢通流動也對於提升免疫力很有幫助，建議大家每天晚上都要泡澡，讓身體變得溫暖起來。

利用能調整腸道環境的食品，提升免疫力！

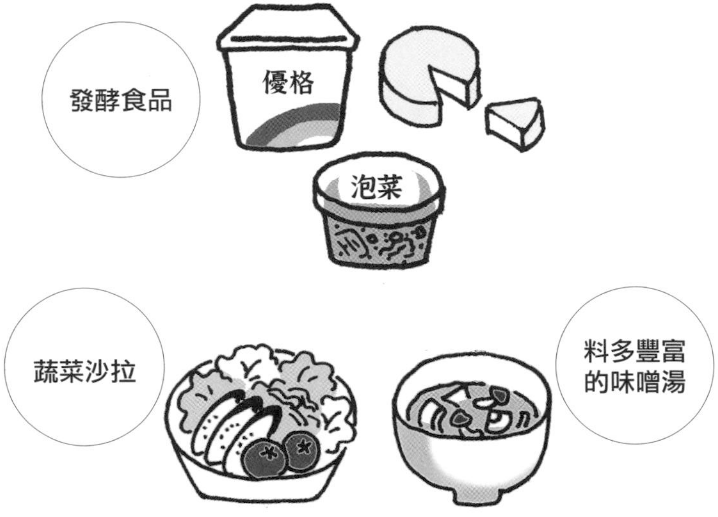
發酵食品
優格
泡菜
蔬菜沙拉
料多豐富
的味噌湯

好習慣

⑤

攝取發酵食品與膳食纖維讓腸道保持活力

腸道是免疫系統的中樞。由於腸道非常容易受到壓力影響，要是心情上持續不安，就很容易引起便祕或腹瀉。

為了確保腸道健康，可以食用發酵食品增加腸道內的好菌。不僅如此，若希望腸道內的好菌變得更活性化，據說搭配多種發酵食品一起食用會更有效，像是納豆配泡菜、甘酒配優格等，可試著挑戰各種組合（詳見第82頁）。

此外，膳食纖維也對維持腸道健康很有幫助，因此建議大家要多吃蔬菜。例如料多豐富的味噌湯、蔬果汁等，都能很有效率地攝取到大量蔬菜，可說是每天餐桌上不可或缺的要角。光靠飲食就能提升先天性免疫力，當然要充分攝取，才能全力對抗外來感染。

好習慣
6
「遠距離連結」的新作法

「笑」可以緩解壓力與緊張

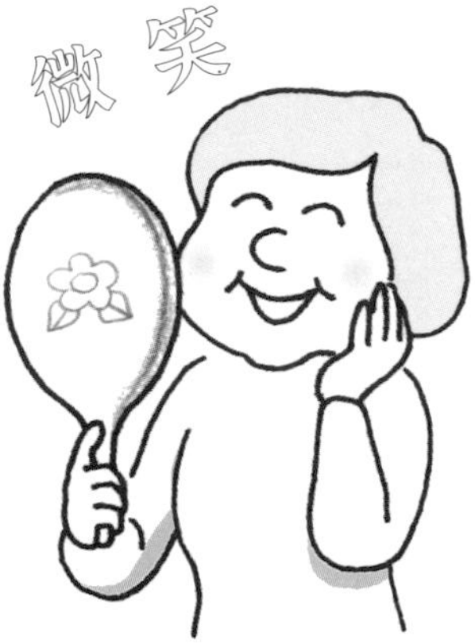

要預防感染新冠肺炎（COVID-19），最重要的就是要與人保持物理距離，不過，只要一不小心，就很有可能會讓自己變得孤獨、孤立。

當我在緩和醫療大樓中進行巡診時，我的目標是「讓患者每天都笑一次」。即使是在防疫生活中，講電話或利用社群網站聯繫時，也要盡量讓自己多笑。笑可以緩解身體多餘的緊張感，同時消除壓力。因為壓力會讓類固醇的分泌量增加，而類固醇又具有抑制免疫反應的作用，因此一定要特別留意。

另一方面，與別人、社會產生連結，也是預防失智症的一大重點，因為與人交流可以讓大腦活化。尤其是現在，為了避免罹患憂鬱症與失智症，應更加重視「自己與社會的連結」。

7 洗手、通風、保持距離，才能預防感染

用心過著健康又整潔的生活！

重點

- 洗手時要仔細清洗手背、手掌、手指與指甲縫隙、手腕等部位。
- 接觸門把、手機、按鈕、電腦等物品之前，要先用酒精消毒。
- 外出時一定要配戴口罩。回家後衣服要清洗或噴灑酒精消毒。

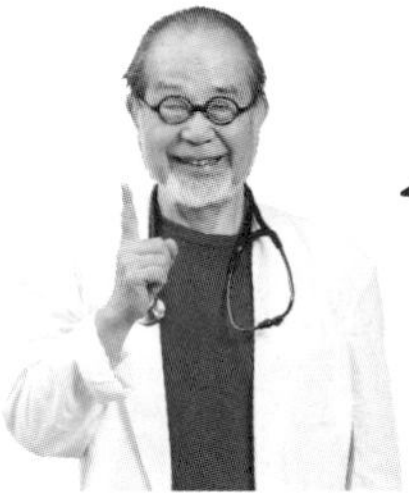

只要稍微留意生活習慣，就能降低感染風險。總之一定要頻繁清潔、消毒。

新冠肺炎（COVID-19）的傳染途徑是藉由近距離接觸產生的飛沫與接觸所感染。為了預防感染新冠肺炎（COVID-19），一回家就要在玄關噴灑酒精消毒，接著再使用清水與肥皂徹底清潔雙手。飲食之前一定要洗手，一天要至少要洗10次以上。外出時，為了避免因講話、咳嗽、噴嚏等造成飛沫，也為了保護周遭旁人的健康，請一定要配戴口罩。

此外也要留意房間內部的通風。偶爾要打開窗戶深呼吸，這麼做也能讓心情感到煥然一新。與人見面時務必要保持2公尺的物理距離，不要握手。見孫子、孫女時，可以彼此用臂部輕碰一下。在留意避免感染的同時，也要用心增添一點生活的樂趣。

跟著70⁺名醫這樣做，健腦防衰，健康慢老！

不失智的“29”個好習慣！

日本名醫 鎌田實 著 林慧雯 譯

図解 鎌田實医師が実践している 認知症にならない29の習慣

目錄 Cotents

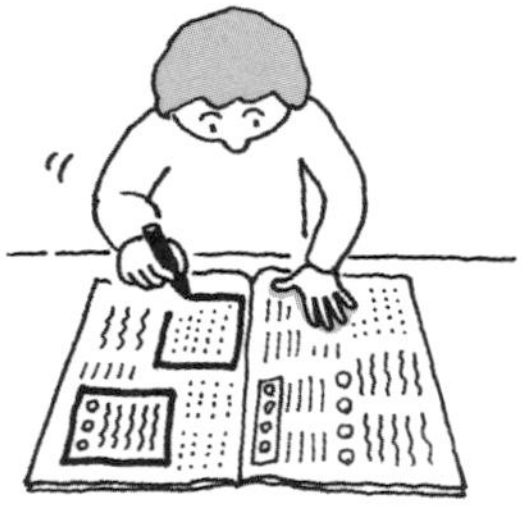

多閱讀並寫下感想

第2章

聰明飲食，美味又健康！讓大腦保持年輕有活力的飲食方式

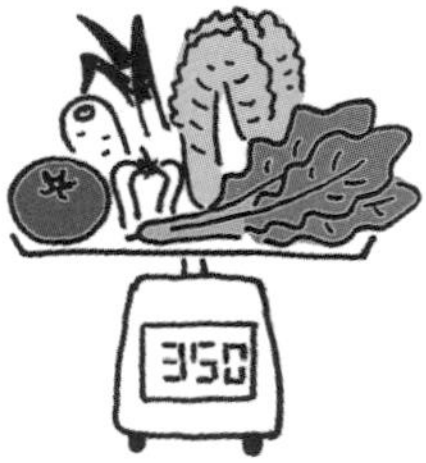

每天攝取
350克的蔬菜

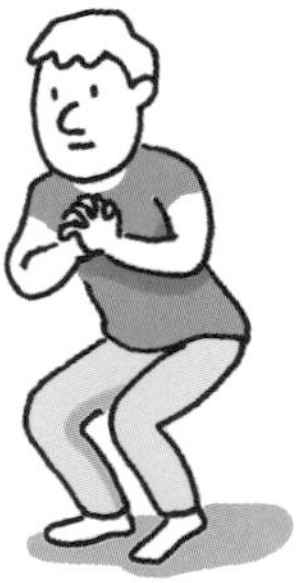

多運動

第4章 改變想法與習慣
每天都能「鍛鍊大腦」

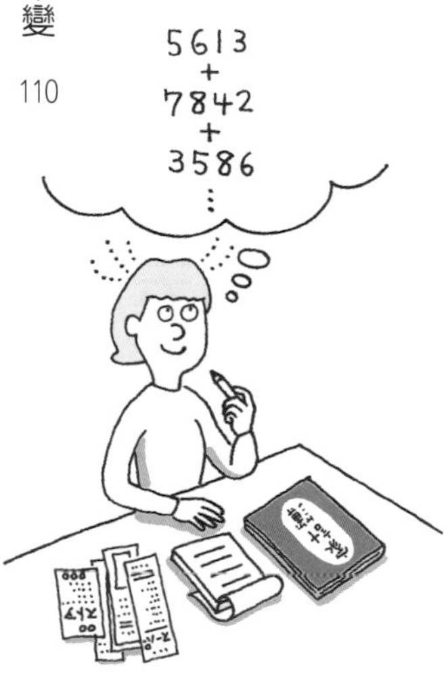

今天到底花了多少錢呢？

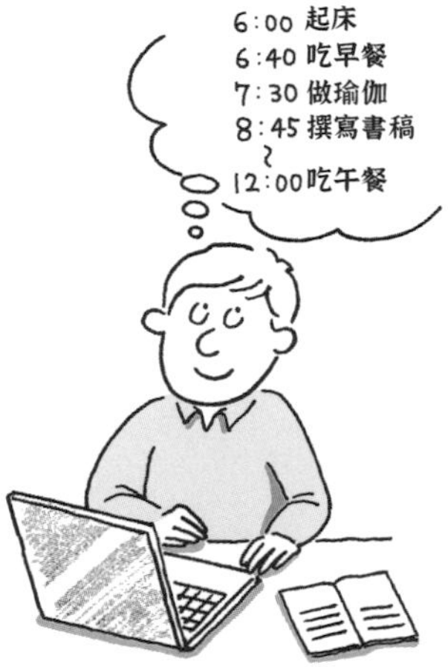

6:00 起床
6:40 吃早餐
7:30 做瑜伽
8:45 撰寫書稿
~
12:00吃午餐

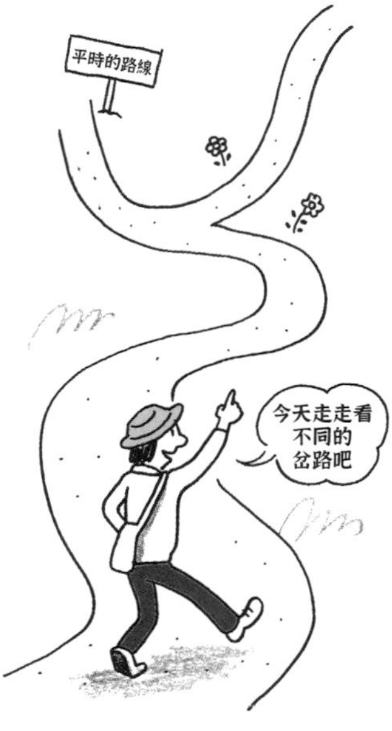

平時的路線
今天走走看
不同的
岔路吧

推薦序 1

優雅老年的門票

成大神經學教授
兼老年學研究所所長
白明奇

當你發現某個主題漸漸多起來，這有兩個可能。這個主題越來越常發生，或是這個主題越來越受到重視了。超高齡社會來臨，絕對是其中之一；新冠肺炎下的新生活，也絕對是。

然而，面對這幾個議題，每天都有華麗的宣言或口號出現在網路、報章或雜誌，會被稱為口號，多半是有想法沒有做法，有做法卻沒有辦法。這時，《不失智的29個好習慣！》的出版，好似在新冠威脅之下，為健康活化的老年生活、遠離失智症的困擾提供了好的解方。

本書作者鎌田實是位醫師，鎌田感到自身逐漸出現輕度認知障礙，他提出幾個很有趣的看法與作法，對維持生活自理很有幫忙。例如，利用穿著打扮重返年輕、故意享受不方便的生活再度活化大腦等，另外，作者更強調運動的重要性，也提出他自己獨特的祕方；**鎌田醫師把發炎這件事與糖尿病和飲食拉上關係，是將科學生活化最好的示範**。說到走路運動，每到早晨或黃昏，成大運動場經常可以看到許多人認真地繞著田徑場走，我曾經觀察過，大都是面無表情無聊地走著；相對地，鎌田醫師不浪費走路的當下，建議可以同時心算、倒數，這其實是有科學根據的；這樣做，可以增強分割注意力的功能，一心無法二用經常出現在極早期失智者。

最近在寫科技部研究計畫時，心中出現了一個好記的口訣，就是**優雅的老年有賴於「三筋」的維繫，三筋就是腦筋、腳筋與血筋，稍作解釋就是存腦本、有氧運動與管理心血管危險因子**。這樣說來，「29個好習慣」就像一本容易了解、且作法平易近人的三筋秘方，**好好研讀並身體力行，等於是買了優雅老年的門票**，值得推薦給全民。

失智症必然會邁向超高齡社會下的盛行狀態，鎌田醫師也要讀者正面看待失智症。如果真的一定要來，仍然要發揮所有的能力、盡情享受人生。在我長達30年的失智症診療過程當中，逐漸領悟出幾個對失智者十分有用的日常重點，例如運動、互動、做家事，或是走路、曬日、喝咖啡，都是我放在成大醫院神經科特別門診診桌上的處方，看到本書的內容，真是心有戚戚焉，並自內心浮起會心一笑。

最後，這本書的對象也應該擴大到50到70歲的新老人，為人生的第四樂章好好預備。

——寫於 2021年世界老人日前夕

（本文作者是神經科醫師、心理學博士，目前是成大醫學院神經學教授、成大老年學研究所所長、大台南熱蘭遮失智症協會理事長。多年來陸續於健康世界、中國時報、遠見雜誌、康健雜誌、健康2.0等，以專欄型式介紹失智症與行為神經學。著有《忘川流域：失智症船歌》、《彩虹氣球：失智症天空》、《松鼠之家：失智症大地》及編著《藝術與高智》。本文作者也是2017年全國好人好事代表「八德獎」得主。）

推薦序

2

預防新冠肺炎，同時預防認知症

認知症整合照護專家
長照政策研究者
伊佳奇

《不失智的29個好習慣！》作者鎌田實醫師提供當前最重要的訊息：「保護自己抵禦新冠肺炎，同時守護大腦健康！」鎌田醫師已有先見之明，將預防新冠肺炎與認知症結合在一起，目前已有臨床研究證實：新冠肺炎的後遺症對腦部神經系統的傷害，將導致成為認知症。

面對新冠肺炎，疫苗、非藥物介入（Non-pharmaceutical interventions, NPIs）是最重要的保護工具，包括：注射疫苗、戴口罩、勤洗手及消毒、保持社交距離、避免群聚、規律化運動、健康飲食、維持營養、控制三高、維持良好睡眠品質、減少壓力、降低發炎的可能等以提升免疫力，其實，這也正是遠離認知功能退化，以確保腦部健康的良方。

科學家都在關注新冠肺炎後遺症，現在全球阿茲海默症專家呼籲，根據新冠病毒對神經系統造成長期影響的實證研究下，擔心新冠病毒會增加罹患認知症的可能性，或導致認知症狀更早出現。科學家預期，由於全球新冠患者超過2億人，長遠來看，這場疫情可能會導致未來全球認知症患者數量大幅增加。

已有許多專家預言，人類必須學習與疫情共生，正如目前尚無藥物可治癒阿茲海默症，人類必須先瞭解如何與疫情共生，如何與認知症生活在一起（Living Well with the Dementia），前者是學習與建立非藥物介入的生活方式，後者是學習與建立規律化的健康生活方式，認識什麼是認知功能、認知功能與生活能力間的關係、做到雖然無法抵擋老化或退化，但能夠不發生症狀，今天造成對認知症照護者最大的困擾即是精神行為症狀（BPSD）。

而美國1993年肯塔基大學Sanders-Brown老化研究中心David Snowdon博士的修女研究（Nun Study），在678位修女中，有68位修女大腦解剖呈現中到重度阿茲海默症病理變化，1／5在生前並未出現阿茲海默症的症狀，換言之，受教育或多動腦可增加腦力存款，使阿茲海默症不發病。

鎌田醫師的《不失智的29個好習慣！》一書，提供預防新冠肺炎與認知症的重要資訊，這些方法都必須落實在日常生活中，他以醫學的專業知識及身體力行的體驗，清楚說明29個方法如何**經由日常生活、飲食、運動、放鬆心情、正面思考、練習無齡生活，**

讓大腦維持年輕，對抗慢性發炎、肌少症、衰弱等高齡容易出現的生理議題，而這也是預防認知症的關鍵。

事實上，**許多的臨床研究都已證實腦部的健康與生活習慣息息相關**，生活習慣正包括：飲食、運動、情緒、睡眠、閱讀、社交活動等，這些又會影響到三高、慢性發炎、憂鬱、專注力等，而無論是三高的高血壓、高血脂、高血糖，其所導致腦中風、血管阻塞、糖尿病等都是認知症高風險群，影響到腦部健康，鎌田醫師以生活化的例子詳加說明，使得讀者易懂易學。

我演講時，常會問與會的人士：「胖子一輩子的志業是在做什麼？」因為自己曾經是四十年的胖子，所以很清楚胖子的心情：一心想減肥！所以胖子一輩子的志業是減肥，每年給自己的目標：減肥，年復一年，卻始終與胖子連接在一起，原因就在：缺乏毅力與沒有方法。

今天慢性病會被稱為「生活習慣病」，除遺傳的因素，大多是不良的生活習慣所致，譬如：睡眠品質與認知症關係，在於阿茲海默症的生物標誌乙型類澱粉蛋白（β-Amyloid），大腦若在良好睡眠下會將其清除，倘若睡眠品質不佳，乙型類澱粉蛋白不斷在腦部沉積，在腦部形成斑塊，導致神經元間的連接中斷與影響功能發揮，逐漸走向阿茲海默症。培養良好睡眠習慣，以維持睡眠品質，是有其方法，完全看自己是否願意去做，再配合毅力。

我能從百公斤瘦身少掉1／3的噸位，就是清楚毅力與方法的重要性，二者缺一不可。

為何今天醫院慢性病患者還是那麼多？根據國民健康局過去的調查，台灣86．3％的長者罹患一種慢性病，68．5％罹患兩種慢性病，47．3％罹患三種或是以上的慢性病，若是均能向鎌田醫師學習，閱讀本書，不僅能了解哪些具體的方法可遠離新冠肺炎及認知症，更重要的是可逐漸減少慢性病對藥物的依賴，讓健康的生活習慣增強身體的免疫力。

鎌田醫師《不失智的29個好習慣！》一書中，以圖解方式清晰的說明如何「做」，告訴讀者每日習慣三大法則：抑制慢性發炎、預防衰弱症、享受人生，再從飲食、運動、生活習慣三大類型去細分詳細的方法，並以時間每天早、中、晚來解說，再加上八項生活重點，提醒讀者跟著他每天這樣做，就能朝向保持年輕大腦的方向邁進，用具體方式提供貼切方法。

誠如鎌田醫師提醒大家，他這本書是為了讓大家盡情享受人生而寫的書，他認識一位早發性認知症患者佐藤雅彥，16年來，佐藤先生都是過著不斷學習的充實生活，每年不斷設定新的目標，每天生活朝向目標去努力，讓自己過著幸福的日子，鎌田醫師從佐藤先生身上體會到若是自己罹患認知症，就該學習如何與認知症生活在一起，所以本書可說是從「預防認知症」到「與認知症生活在一起」的指南。

（編註：認知症整合照護專家伊佳奇長期致力於正名，以「認知症」取代「失智症」，本書仍沿用目前台灣社會慣用的名稱「失智症」。）

推薦序 3

有實證研究的生活提案，跟著做，享受樂活！

國家衛生研究院
神經精神醫學研究中心
助研究員級主治醫師　林彥鋒

與其說這是一本教育大眾如何預防失智的書籍，更像是一位親切的好朋友，用自身經驗告訴大家如何用人人都能做到的方式，提升生活品質、健康樂活。書中沒有太多艱深的理論與過於嚴格的生活規範，作者鎌田實先生所提倡的是享受人生的態度與增添生活情趣的方式，達成保養大腦與促進健康的目的。這些**看似簡單的生活小建議，背後都是紮紮實實的學術理論與研究實證**。

根據研究，失智症的危險因子包括：糖尿病、高血壓、慢性發炎、不健康飲食、缺乏運動、缺乏心智活動、憂鬱症、社交孤立、過度飲酒等；書中強調的「發炎」與「衰弱症」也的確是近幾年在老化研究領域特別被關注的焦點。鎌田醫師的身心保健之道，對於上述的危險因子，分別都提出了應對策略；而這些生活建議不只針對失智，對於更廣泛的老化或其他疾病也都具有預防效果。

筆者自己也從事臨床工作，除了提供治療，當然也經常於門診向患者進行衛教，亦常於一些社交或演講場合，被詢問到與健康相關的問題。有效的衛教除了必須提供正確的觀念之外，更重要是如何能讓對方理解，並且有辦法執行。

鎌田先生真不愧被譽為是全日本最體貼的醫師，在閱讀本書時，有許多小地方都讓筆者深刻感受到，作者盡量用最輕鬆簡單、聊聊生活日常的方式，從談笑間就給予許多真正對健康有幫助的建議。

我們有幸在台灣，擁有發達的醫療與便利的全民健保來照顧我們的健康。然而醫療主要還是在於疾病的診治，如何在**延長壽命之外，還能享有良好的生活品質與快樂的人生**，鎌田醫師為我們做了最好的示範。本書不只推薦給享受樂活人生的長者們，對於中壯年或年輕世代也是很好的身心保健參考，是一本值得信賴、實用、又容易閱讀的好書。

前言

遠離失智症的5個關鍵

鎌田實

我被調派到日本信州已經是46年前的事了。當時的長野縣有非常多人罹患腦中風，可說是很不健康的地區。一旦腦中風，即使及時送到醫院挽回了生命，後續還是會產生肢體障礙與失智症等後遺症。在鬼門關前繞了一圈的患者，好不容易回到老家後，等著他的卻是照護地獄。

想要在自己熟悉的地方、維持長久的健康生活，就一定要做好預防腦中風的準備，而且，這得要靠每一個人自動自發的實踐才是關鍵。那麼，究竟該如何守住自己的健康呢？我不僅對大家宣導飲食與運動等生活習慣的重要性，也致力於讓大家改變生活型態。在每個人的努力之下，現在長野縣已經成為日本平均壽命最長的縣市了。

這些維持健康的訣竅，其實與預防失智症也有非常多共通的部分。在這本書中，除了囊括這些健康祕訣與科學資訊，同時也一併介紹我每天都在實踐的習慣來預防失智症。

在這本書中我特別想要強調下列這5點。

1、「變得經常忘東忘西」就是必須重新檢視生活習慣的訊號

從前大家對於失智症的印象都是「早期發現、早期絕望」，因為就算早期發現，也會被貼上「失智症」的標籤，只會令人備感絕望。不過，現在已經不一樣了，如果能在還沒發展到失智症之前的輕度認知障礙（MCI）階段就著手處理，有半數人的認知功能都能恢復到健康狀態。所以，「變得經常忘東忘西」絕對不是絕望的徵兆，而應該當作是重新檢視生活習慣的訊號，以正面積極的心態看待。

2、維持年輕的身體，就能常保年輕的頭腦

會加速老化的「慢性發炎」與「衰弱症」（老年衰弱症），目前備受矚目。為了避免這2種症狀纏身，必須預防隨著年齡增長而容易罹患的高血壓、糖尿病、動脈硬化、腦中風、癌症、憂鬱症等疾病，這麼做除了讓自己不至於長期需要別人照護之外，也跟預防失智症有密切的關連。藉由預防慢性發炎與老年衰弱症，讓身體變得更年輕有活力，就能常保年輕的頭腦。

3、每天運動提升認知功能

在全世界的多篇醫學論文中都顯示，運動能有效預防失智症。尤其像是健走等有氧運動、同時搭配深蹲等可以刺激肌肉的運動，更有提升認知功能的效果。

在本書中介紹的鎌田式深蹲、抬腳跟運動，以及快走及慢走交替的「快慢交替步行」，即使是平常沒有運動習慣的人也能輕鬆實踐。請大家一定要從今天就開始執行！

4、攝取大量蔬菜，多吃魚

想要解決會加速老化的慢性發炎問題，大量攝取蔬菜非常重要。由於蔬菜中的天然色素具備抗氧化力，能抑制慢性發炎。此外，魚含有豐富的DHA與EPA等多元不飽和脂肪酸Omega-3，能加速腦部血液循環，同時也含有豐富的蛋白質，可促使肌肉生長，達到預防衰弱症的功效。

5、享受人生就能活化大腦

雖然預防罹患失智症很重要，但人生並不是為了預防失智症而活。若是因為要維持健康而耐著性子勉強持續做討厭的事，那就跟修苦行沒有兩樣。

只要是做自己喜歡、覺得有趣的事，大腦就能變得積極樂觀、達到活化效果。尤其是與別人一起分享快樂、將自己的能力發揮在社會上的喜悅，更能成為人生的原動力。擁有能讓自己投入的趣事，絕對是預防失智症的重要關鍵。

在日本「平成30年（2018年）版高齡社會白皮書」中，公布了老年人需要照護的主要原因，其中第1名就是失智症（18.7%）（註：台灣照護主因也是中風與失智症）。我想，每個人應該希望自己可以健康地走到人生盡頭吧！

我已經72歲了。偶爾會苦思不出人名或物品名稱，在說話時說出「那個、那個」的頻率也增加了。對我而言，失智症絕對切身相關。由於我非常希望能一直維持著擁有自我風格的生活，所以我開始努力改變了生活習慣。請大家不妨將這種真實的「危機感」當作轉機，務必跟我一起試著實踐「不會罹患失智症的生活方式」。在目前這個人人都能活到百歲的時代，這麼做一定可以讓你直到人生的盡頭，都能過著充滿活力的生活。

鎌田醫師的一天 為確保大腦健康、親身實踐的流程

早

- 起床後走到庭院，**讓自己沐浴在陽光下，稍微運動一下**。
- **各做10次大範圍深蹲與抬腳跟運動**。
- 早餐**享用蔬果汁或料多豐富的味噌湯**，攝取大量蔬菜。
- 到了醫院，在緩和醫療大樓巡診，連去洗手間都**以快走搭配慢走**的方式前往。

午

- 在全國各地演講，持續站立將近2小時。
  與會場的所有人一起**深蹲、做抬腳跟運動**。
- 若是待在茅野市的話，午餐大多會吃蕎麥麵。

晚

- 特別留心**一週有4天的晚餐要吃魚**。
- 由於正在進行「蛋活（蛋白質攝取活動）」，因此也**經常吃肉**。
- 在報紙裡選出**4個單字並將之記住**（訓練短期記憶）。
- 在11點左右上床就寢。

其它

- 前往伊拉克難民營進行醫療支援。在災害區域當義工。
- 每個月2、3次，跟個人教練一起鍛鍊肌肉。

每天只要這樣做，就能保持年輕的大腦！

① 早上起床之後，讓自己沐浴在陽光下。

② 各做10次大範圍深蹲與抬腳跟運動，早、午、晚共3次。

③ 利用零碎時間，快走搭配慢走，一天15分鐘。

④ 每天攝取350克的蔬菜。

⑤ 看報紙，關心社會脈動。

⑥ 與人對話。

⑦ 測量血壓與體重，預防高血壓與肥胖。

⑧ 保持優良的睡眠品質，讓大腦獲得充足放鬆。

鎌田醫師預防失智症的

每日習慣 3大法則

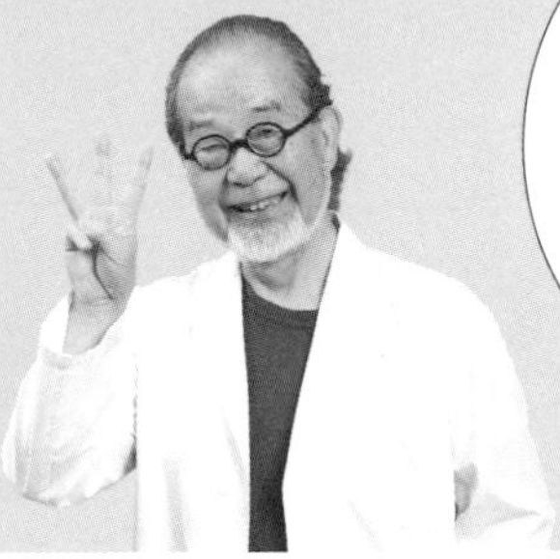

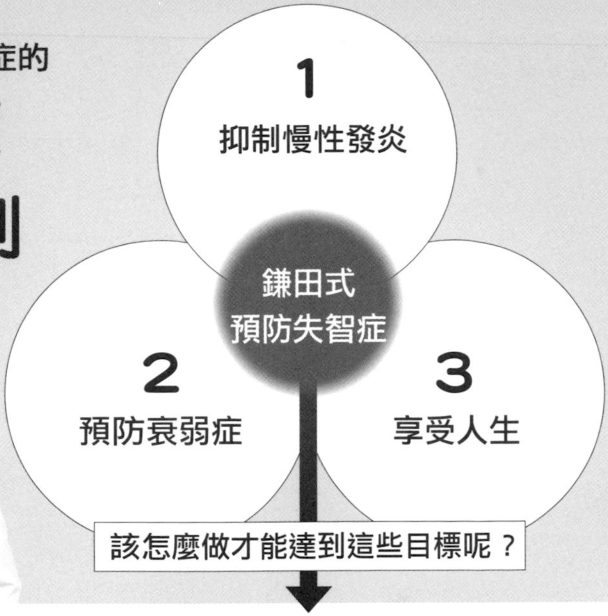

飲食

→具體方法請詳見
第2章第57頁起

◎大量攝取具有高抗氧化力的蔬菜

◎利用魚類的優質油脂，讓大腦變年輕

◎攝取能製造肌肉、骨骼的蛋白質

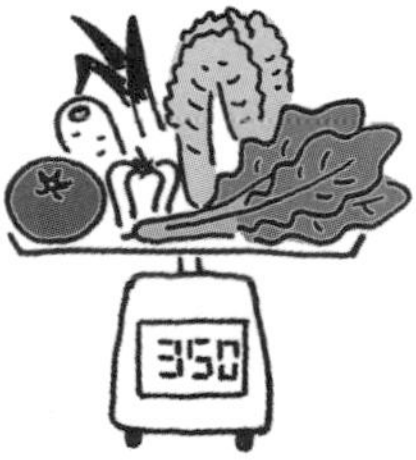

運動

→具體方法請詳見
第3章第91頁起

◎以深蹲讓下半身的肌肉更結實

◎做抬腳跟運動，預防骨質粗鬆症

◎快走搭配慢走，提升心肺功能

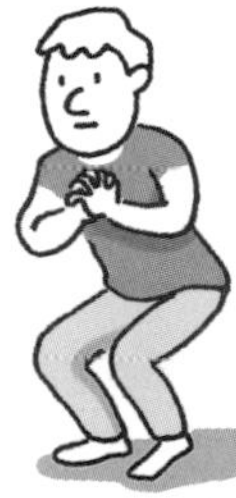

生活習慣

→具體方法請詳見
第4章第109頁起

◎保養口腔，確保自己能做到「飲食」、「說話」、「笑」

◎閱讀、欣賞電影。覺得感動就要寫下感想

◎參與社會活動。維持興趣、加入地區活動、做義工

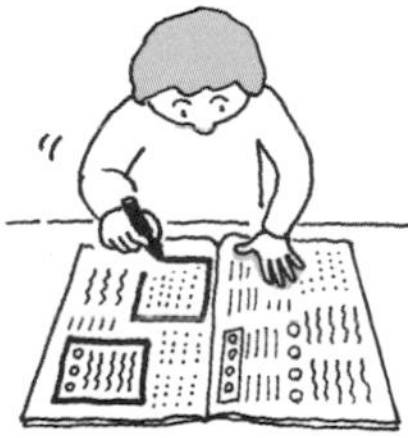

鎌田醫師小叮嚀

將忘記的事情
記錄下來吧！

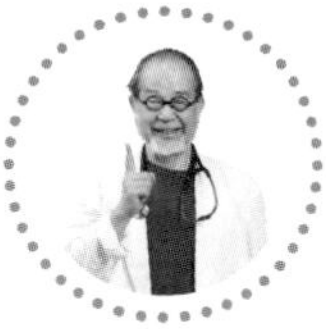

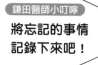

第 1 章

失智症可以藉由生活習慣來預防

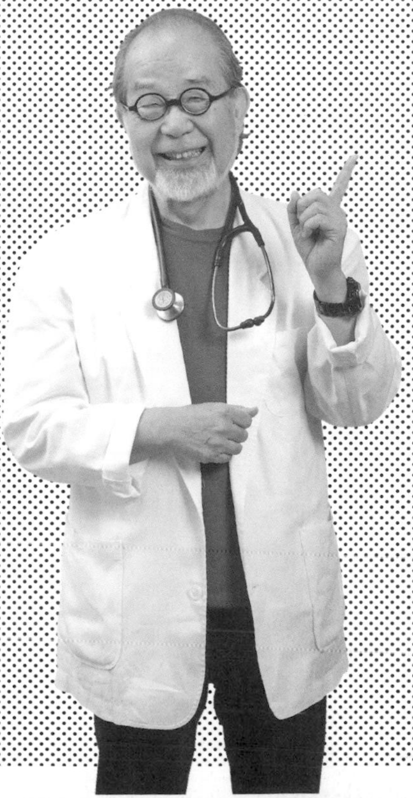

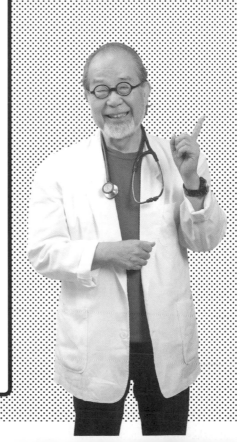

失智症的「潛在族群」千萬別大意！

輕度認知障礙有一半的人可以恢復如常

目前日本約有460萬人罹患失智症（編註：根據統計，2020年，台灣失智症人口已超過30萬人），失智症潛在族群的輕度認知障礙（MCI）則約有400萬人。**以目前的醫學而言，失智症無法完全根治，但若是還在輕度認知障礙的階段，則很有可能可以預防罹患失智症。**

日本國立長壽醫療研究中心針對輕度認知障礙患者，進行了長達4年的追蹤調查，在報告中指出**約有半數的患者恢復了正常的認知能力**。因此，在失智症發病之前，若是**懷疑自己「好像有點不對勁？」**，只要趁這個時間點好好著手解決，就是避免罹患失智症的關鍵。

相較於同齡者，認知功能較低落

一旦罹患失智症，在日常生活中就會遇到許多困難，不過，**若是輕度認知障礙的話，則不會像失智症那麼棘手**，只是跟同齡者比起來的認知功能較低落，自己也會察覺到「越來越容易忘記事情」、「工作上的失誤變多了」，暗自煩惱不已。

山本朋史就是一位罹患輕度認知障礙的患者。他是我以前在朝日週刊連載文章時的負責編輯，在剛過60歲時察覺到自己健忘的症狀。他表示，在短短1個半月內，就忘了拉褲子拉鍊13次、電車坐過站13次，忘記人名更是家常便飯。

他前往醫院進行了4項檢查，確認是否罹患失智症，最後的診斷結果顯示他罹患的是輕度認知障礙。在那之後，**他前往失智症日照中心進行加強認知功能的訓練，以及繪畫療法、演奏樂器、鍛鍊肌肉等各種練習，結果花了3年左右的時間，恢復了正常的認知功能，成功從輕度認知障礙恢復健康**。所有罹患輕度認知障礙的患者都可以像山本先生一樣，藉由改善生活習慣、鍛鍊出健康身體，從失智症的潛在族群抽身，恢復成健康的狀態。儘管察覺自己變得健忘一定會感到緊張害怕，不過千萬不能因此陷入沮喪。應該把這些徵兆當作是確保腦部健康的「善意警告」，以積極的心態勇敢面對吧！

輕度認知功能障礙的簡易檢測

確認前額葉功能的3個問題

我在內科門診中，若是遇到懷疑自己罹患失智症的人，都會問對方以下的問題。

「請記住我待會說的4個數字。」

「0、6、2、8」

接著我會轉移話題：

「今天是幾月幾號呢？」

「你今年幾歲了？」

「請把我剛剛說的數字反過來說一遍。」（答案為「8、2、6、0」）

這些問題是為了確認掌管工作記憶（Working Memory）的大腦前額葉功能是否正常。

工作記憶（Working Memory）會在大腦進行一些工作時，短期保持所需的資訊與記憶，若是這個功能沒辦法正常運作，大腦就無法進行工作。一邊聆聽別人說話，一邊向對方說明或提出疑問，便是要靠工作記憶發揮作用才辦得到。

若是沒辦法正確地反向說出那4個數字，便代表工作記憶的運作不佳。因為若是沒辦法短暫記住這4個數字，那麼也就不可能反著說出來了。

此外，是否能夠記住每天都會更新的「日期」、以及每年都會更新的「年齡」，也跟工作記憶有關。

確認空間認知能力的鬱金香測試

除了上述的3個問題之外，我還會請患者進行一個測試。我會坐在患者對面，請他模仿我的手勢。

首先，將雙手的大拇指與大拇指、小指與小指、手腕與手腕相連，做出宛如鬱金香開花般的手勢。接著分離雙手，讓左手的大拇指與右手的小指、以及左手的小指與右手的大拇指相連（請參考第39頁圖）。我會先示範一次這些動作後，將雙手放在膝蓋上，接著向患者說：「請照著我剛剛的步驟做一次吧！」很多人都可以順利做出一開始的鬱金香手勢，但若是接下來轉動雙手的手勢做不出來的話，便很有可能是空間認知能力低落的徵兆。由於失智症患者在空間認知能力方面也會受損，因此這個測試是一個檢測失智症與輕度認知障礙的基準。

若透過上述的這些測試，判定出很有可能罹患失智症或輕度認知障礙的話，我就會介紹對方前往健忘門診或失智症門診等專科門診進行治療。

在專科門診中，醫師會進行問診、透過長谷川式失智症量表來檢測，有必要的話也會進行大腦造影檢查，做出詳細的診斷。

要是最近覺得自己忘東忘西的頻率變高的話，不妨試試看這個測試吧！

編註：在台灣，認知功能常用的評估量表是以簡易智能簡查（MMSE）為主，生活功能評估一般是以基本的日常生活活動（ADL）與工具性日常生活活動（IADL）量表為主。

來試試看吧！

失智症檢測法

鬱金香測試

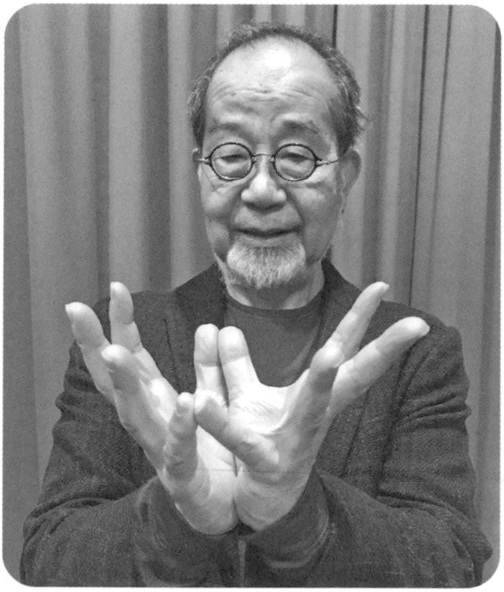

1 將雙手的大拇指、小指、手腕相連，雙手做出宛如鬱金香般的手勢。

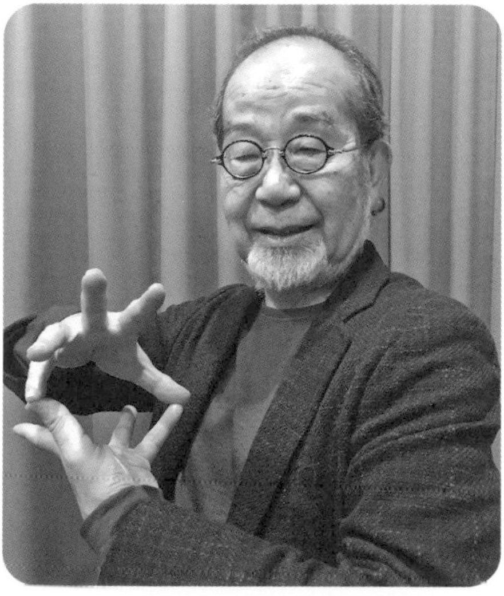

2 接著，讓左手的大拇指與右手的小指相連，左手的小指與右手的大拇指相連。

出現這些症狀就是必須重新檢視生活習慣的徵兆

早期發現的時機

失智症一開始都是潛藏在日常生活之中。由於失智症跟老化所造成的健忘很難分辨差異，即便是一點點的變化，也很有可能是失智症的徵兆。千萬不要都歸因於「年紀大了」，請參考下一頁的表格，早期發現失智症的徵兆吧！

失智症的症狀會因為種類而有所不同。「阿茲海默症」與「血管性失智症」在初期都會出現很明顯的健忘症狀，而「路易氏體失智症」會讓人看見實際上不存在的事物（幻視），「額顳葉型失智症」則會使人的性情產生劇變。所以請大家記住，**「失智症」並不等於只有「健忘」而已**。

事實上我自己也會在去書房拿資料時，拿起其它文件讀著讀著，就忘了自己究竟是為何而來，這種情況經常發生。

每當這種情況發生時，都會讓我在一瞬間感到毛骨悚然，不過，我都會以積極的心態看待，把這種情況當作是為了確保腦部健康的「善意警告」。雖然我可以理解大家對失智症感到害怕的心情，**不過在越早的階段發覺，便能讓大腦衰弱的情形趨緩下來、甚至還可以一直維持現狀**。

失智症的初期症狀確認表

若符合 2 項以上的話，請前往相關醫療院所進行諮詢。

【健忘】

☐一直問同樣的事
☐完全忘記與別人的約定、在同樣的時間重複約人
☐忘記把錢包收在哪裡、老是遺失重要物品
☐本來很擅長下廚，最近卻經常煮焦
☐雖然還記得最近發生的事，但卻不記得「何時」、「在哪裡」等具體事項

【精神、情緒低落】

☐覺得出門很麻煩，老是把自己關在家裡
☐變得不在乎穿搭及外表
☐不想學習新工作或新產品的使用方式

【空間認知能力、理解力下滑】

☐看不懂箭頭等記號或地圖
☐前言不對後語

【性情改變】

☐做出不適合當下場合的行為
☐突然生氣、哭泣等，情緒起伏劇烈

【其它】

☐手腳顫抖、麻痺，出現語言障礙等
☐看到實際上不存在的人、動物、昆蟲等
☐一直重複同樣的行為、動作與言語等

預防失智症的關鍵在於，對付「慢性發炎」與「衰弱症」

近在身邊的失智症風險

有非常多因素都會提升罹患失智症的風險。

像是「運動不足」、「肥胖」、「高血壓」、「糖尿病」、「重聽」、「憂鬱症」、「社交孤立」、「吸菸」、「蛀牙、牙周病」、「膽固醇過高」、「飲酒過量」等，全都是中老年人非常熟悉的疾病與習慣。換言之，每個人都有可能會罹患失智症。

會引起許多種疾病的「慢性發炎」

失智症與老化有非常密切的關聯，而**導致老化的原因中，尤以「慢性發炎」最值得矚目。**

不小心割傷皮膚時產生的紅腫疼痛感、罹患肺炎等算是「急性發炎」，反之，**慢性發炎則是隨著老化，長期持續的發炎情形**。微弱的發炎會在不知不覺中慢慢進行，而且很可能會引起各式各樣的疾病。

失智症就是其中之一。日本弘前大學的若林孝一教授是一位研究失智症等神經退化性疾病的病理學者，當我與他一起演講時，我曾詢問他：「**阿茲海默症的開端也是慢性發炎嗎？**」他很肯定地回答我：「沒錯。」

不僅如此，慢性發炎也與高血壓、糖尿病、腦中風、肥胖、膽固醇過高、憂鬱症等，會提升罹患失智症風險的疾病有非常密切的關聯。

「衰弱症」會導致需要照護

還有一個會促進老化、並且讓人**需要被照護的原因之一就是「衰弱症」（老年衰弱症）**。「衰弱症」可細分下列這3種：

1、身體衰弱：肌肉衰退、活動身體的機會越來越少，導致全身功能下降。

2、口腔衰弱：口腔周圍的肌肉衰退或因為牙周病等導致咀嚼、吞嚥、飲食功能低落，使得營養狀態不佳，連帶使得說話功能衰退。

3、社交衰弱：與社會的連結減少、容易變得閉門不出，不只是身體，就連心靈方面的狀態也會跟著低落。

上述這3項都互有連帶關係，一開始是因口腔衰弱導致營養不良、肌肉變少，便會連結到身體衰弱，接著更會形成社交上的衰弱，其中一項的衰弱會成為其他衰弱的原因，就此陷入惡性循環。

要預防老年衰弱症，就必須從運動及飲食做起，**以運動讓肌肉不至於衰退，再從口腔攝取大量的蛋白質。而且不只是單單運動而已，更要與社會保持連結、盡情享受人生，**才是維持身體與心靈健康的關鍵。

最重要的是預防「慢性發炎」與「衰弱症」

要預防罹患失智症，最重要的就是抑制慢性發炎、以及預防衰弱症。

這兩者的共通點非常多，並非毫無關聯。舉例來說，為了預防衰弱症而做的運動，不僅可以抑制慢性發炎，更能讓血壓及血糖下降；為了預防口腔衰弱而進行的口腔保養，也能預防會引起慢性發炎的牙周病。此外，若能積極預防社交衰弱，生活就會變得多采多姿，同時也能抑制全身的慢性發炎。

由於我最近也明顯感受到自己記憶力變差，特別用心進行深蹲與抬腳跟運動，再利用牙間刷清潔、保養口腔，也積極對外接觸人群。在本書第2章之後將會具體介紹其中的內容。

① 預防高血壓，降低罹患失智症的風險

須留意中年高血壓

高血壓會增加罹患失智症的風險。在美國約翰斯．霍普金斯大學的研究中指出，血壓一旦超過140／90mmHg，罹患失智症的風險就會比正常血壓的人高出49％。

我在3年前的血壓約為136／84mmHg，而高血壓的診斷基準為「收縮壓140以上」或「舒張壓90以上」。以我的狀況來說，雖然還稱不上是高血壓患者，不過卻已經逼近了臨界點，必須改善生活習慣，將血壓降到正常數值才行。

順帶一提，日本高血壓學會的指南中指出，低於120／80mmHg才是「正常血壓」，若是超過這個數值的人，都必須努力改善生活習慣。

這個數值的根據來自美國俄亥俄州凱斯西儲大學等成員的研究論文，他們將高血壓患者分為收縮壓目標訂為低於120的嚴格降壓治療組、以及低於140的標準降壓治療組，無論是因心血管疾病帶來的死亡風險、心臟衰竭風險、整體死亡風險，結

果都是嚴格降壓治療組更低。就算不是真正的高血壓患者，只要血壓超過「120／80mmHg」，也必須改善生活習慣，將目標訂在**收縮壓低於120、舒張壓低於80**。我目前也正留心過著健康生活，就是希望能夠降低血壓。

以運動與減鹽恢復正常血壓

高血壓跟運動不足、鹽分攝取過量及肥胖有著很密切的關聯。因此我特別在運動及飲食方面下功夫，不僅體重減了9公斤，BMI也從27降到了25。在血壓方面，我在沒有依靠藥物的情形下，從136／84mmHg降到了106／74mmHg，恢復成正常血壓。

雖然一天的食鹽攝取目標量，男性為7．5克以下、女性為6．5克以下，但我想至少先訂在9克以下，利用低鈉鹽與減鹽醬油來取代一般的鹽。此外也會特別攝取蔬果汁、料多豐富的味噌湯、沙拉、燉菜等，一天至少吃下350克的蔬菜。

另一方面，我也會**靈活運用短暫的通勤時間，養成交替進行快走與慢走、深蹲等運動習慣**。活化副交感神經、讓自己獲得放鬆也很重要，我會在工作的空檔深呼吸、或是進行全身伸展，回家後再泡溫水澡緩解全身的疲憊。

鎌田的預防高血壓習慣

1. 不要攝取過多鹽分

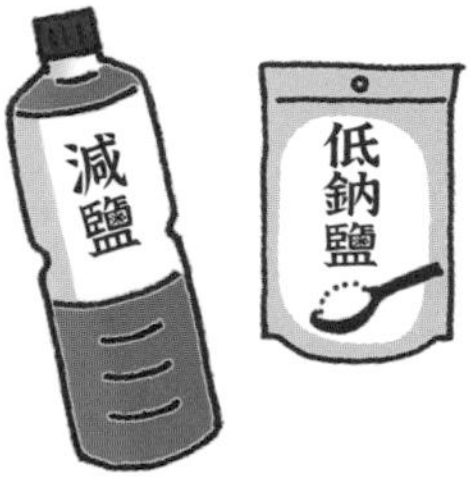

2. 每天攝取
350 克的蔬菜

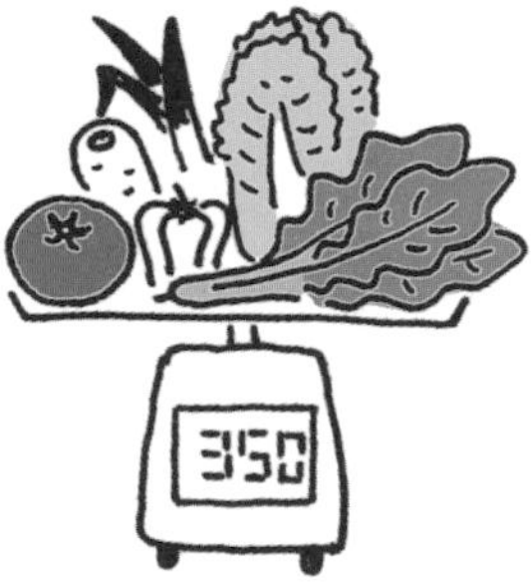

3. 運動

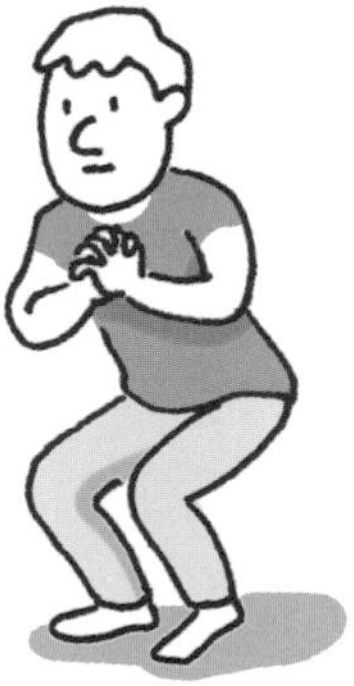

4. 改善肥胖

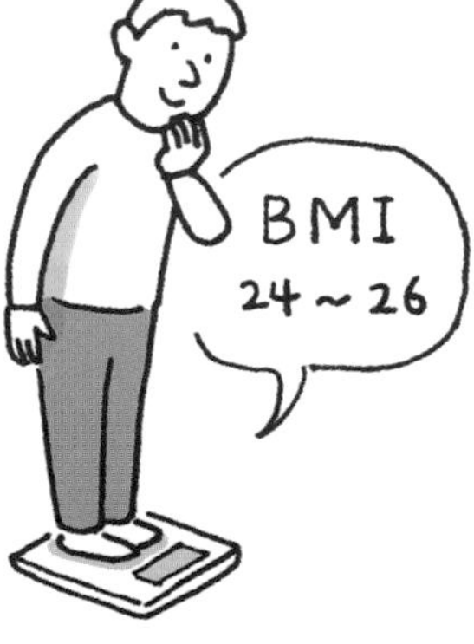

5. 放鬆身心

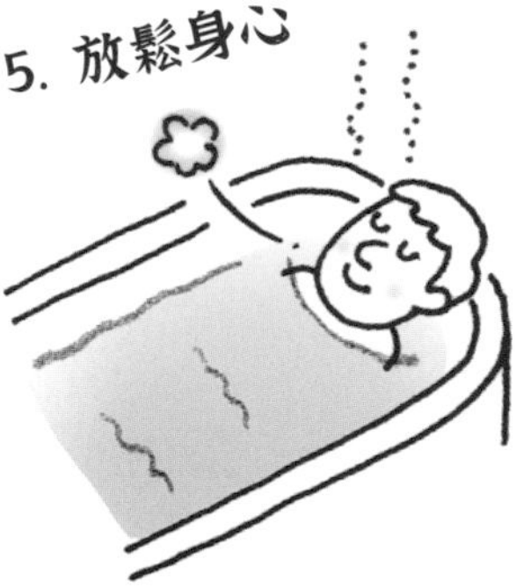

習慣

2

「蔬菜」與「運動」能抑制慢性發炎

糖尿病容易引發失智症

糖尿病患者的血糖約為一般人的2倍，會提高罹患失智症的風險。一般認為這是因為血糖上升會促使身體慢性發炎，使失智症的風險增加。

此外，萬一罹患新冠肺炎或流感，也是糖尿病患者的致死率較高。

看到這裡，已經罹患糖尿病的人可能會感到沮喪不已，不過，請千萬不要放棄。就算已經罹患糖尿病，只要好好控制血糖，便能使罹患失智症的風險下降。此外，沒有糖尿病的人也不可以鬆懈下來，因為血糖值一旦升高，就會引起身體慢性發炎，因此平常在生活中每個人都必須要好好控制血糖、不要讓血糖升高太多。

借助蔬菜與有氧運動的力量

大量攝取蔬菜、多運動，就是控制血糖上升的不二法門。

蔬菜中含有的色素具有抗氧化效果，能減緩慢性發炎，膳食纖維則可以幫助預防飲食過量，同時也能抑制血糖上升。

在運動方面，像是快走等有氧運動，就具有降低血糖的效果，此外也有報告指出，像是抬腳跟這種能帶給骨骼衝擊刺激的運動，可以讓骨骼分泌出一種名為骨鈣蛋白的物質，也能改善、預防糖尿病。

我之所以會長期持續做抬腳跟運動是有原因的。我聽說我的親生父親（譯註：作者鎌田實從小便送養至養父母家，過了30歲才知道自己身為養子）生前因糖尿病接受血液透析治療，最後因腦中風亡故。因此我很有可能繼承了「容易罹患糖尿病的體質」，我一年會測量好幾次血壓，目前為止都保持在正常範圍內。

不過，罹患糖尿病的原因不只有遺傳而已，飲食生活、運動、肥胖、年齡增長、壓力等環境因素也會導致罹患糖尿病。就算從父母身上繼承了「容易罹患糖尿病的體質」，也可以藉由改變生活環境來預防糖尿病。

習慣

3

藉由運動擺脫壓力型肥胖

BMI超過30以上的肥胖人士要多留意

肥胖也是必須注意的問題之一。根據瑞士的日內瓦大學研究指出，**中年人若是肥胖的話，罹患失智症的風險也會比較高**。

尤其是**BMI值超過30以上的人**就要多加留意了。若是過重程度（24～26）的話倒是還好，但顯著的肥胖則會使罹患失智症的風險大幅上升，一定要想辦法解決代謝症候群的問題。造成肥胖的原因有很多，壓力便是其中之一。**壓力會引發肥胖、而肥胖又容易引起失智症**，為了確實根除這樣的惡性循環，我建議大家要多運動，在第3章中我會詳細介紹該如何運動。

BMI 的計算方式

體重 ＿＿ kg
――――――――――――
身高 ＿＿ M X 身高 ＿＿ M

＿＿ BMI

以 BMI 為基準的肥胖定義

不到 18.5	體重過輕
18.5 ～ 25 以下	健康體重
24 ～ 26	體重過重
27 以上	肥胖

→超過 30 就要多加留意！

健康的生活比基因檢測更重要

想知道自己罹患失智症的機率，可以藉由 Apolipoprotein E（ApoE）基因檢測得知。

不過，我不覺得有必要做這個檢測。

我自己並沒有接受相關檢測。

據說，擁有 Apolipoprotein E（ApoE）基因的人，罹患失智症的機率是 1/3。而慢性發炎正會啟動這個基因的開關。

若是擔心自己有可能會得失智症，而導致憂鬱上身、成天無精打采，這樣反而得不償失。比起接受這項基因檢測，不如一邊預防慢性發炎與衰弱症，過著積極正向的生活，對大腦健康才是更有益的選擇。

習慣 4

口腔體操與額頭體操

預防口腔機能衰退

牙周病的細菌會引起慢性發炎，還會引發動脈硬化與失智症。為了讓自己不管到了多老都還是能用自己的口腔飲食，一定要用心維持口腔清潔，同時也要多說話，經常動動口腔。**像是說話、飲食都能預防「口腔衰弱」，讓口腔機能不至於下滑**，這麼一來也能連帶**預防罹患失智症**。

我每天早上起床後就會立刻漱口，因為牙周病的細菌很有可能會停留於口腔裡。在用餐後若是無法立刻刷牙的話，我也至少會漱口來保持口腔清潔。

超簡單！口腔肌肉運動

預防口腔衰弱的方法有下列3種：

1、用餐後認真刷牙。

2、多說話、唱歌。

3、做「口腔體操」與「額頭體操」。

「口腔體操」只要發出「啪嗒喀啦、啪嗒喀啦、啪嗒喀啦……」的聲音即可。「啪」的音可以讓口腔周圍的肌肉重返年輕、「嗒」的音可以讓舌頭動作變得更靈活、「喀」的音可以讓吞嚥更加順暢、「啦」的音則可以鍛鍊到整個口腔肌肉。

我在忙碌時會盡量快速地反覆練習「啪嗒喀啦」，這也能達到憤怒管理（克制憤怒情緒的方法）的效果。當我感覺快要對周圍的人發火時，就會重複默念啪嗒喀啦6秒。因為據說6秒就能讓憤怒的高峰離去，接下來便能以比較平靜的心情跟對方說話了。

另外，我還要再教大家一個我自己也有實踐的方法。那就是「額頭體操」。頭部感覺就像是要看到肚臍般往下看，並用手掌扶著額頭，手掌與額頭的力量要互相抗衡，此時要有意識地在喉嚨周圍用力。當我在通勤搭車時，若有空檔就會做額頭體操。就算別人看到了，也只會覺得好像是在思考事情一樣，所以特別推薦給大家。只要強化頸部的肌肉，便能避免誤嚥等情形發生，可以達到預防口腔衰弱的功效。

來試試看吧！

口腔體操

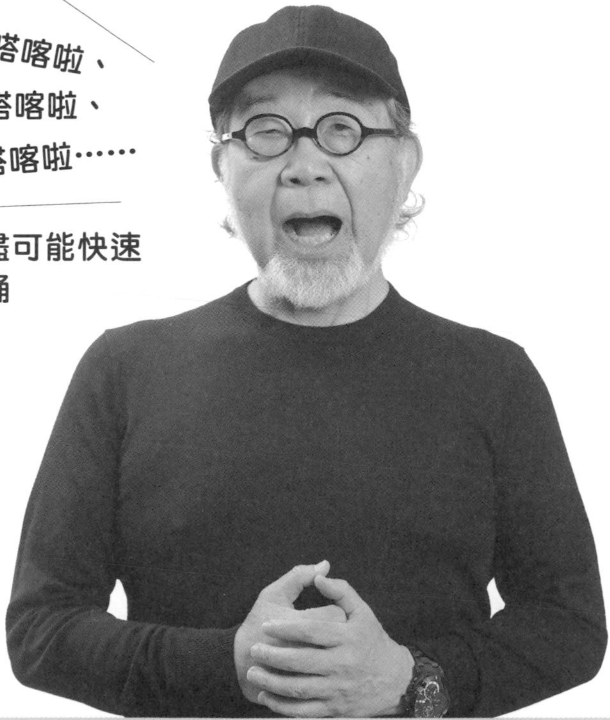

啪嗒喀啦、
啪嗒喀啦、
啪嗒喀啦……

要盡可能快速複誦

啪	讓口腔周圍的肌肉重返年輕
嗒	讓舌頭動作變得更靈活
喀	可以讓吞嚥更加順暢
啦	鍛鍊到整個口腔肌肉

來試試看吧！

額頭體操

· 感覺就像是要看到肚臍般往下看
· 用手掌扶著額頭，此時手掌與額頭的力量要互相抗衡，維持 5 秒
· 在喉嚨周圍用力

1 天進行
10 次

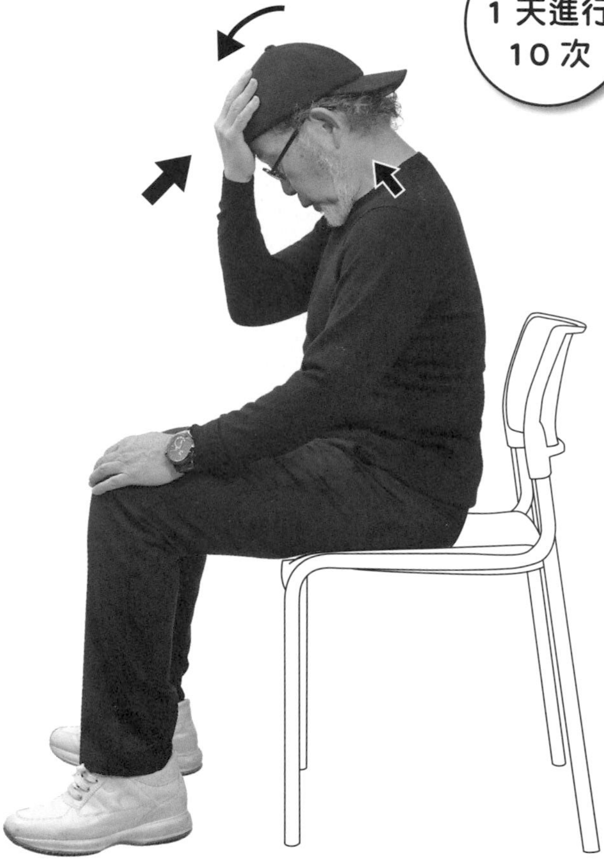

第2章

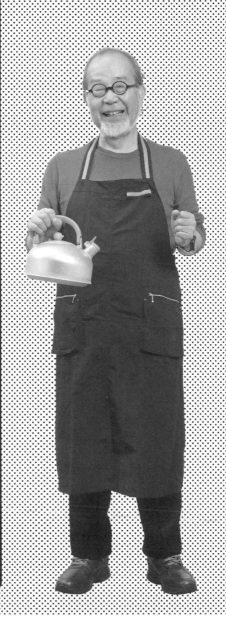

聰明飲食，美味又健康！讓大腦保持年輕有活力的飲食方式

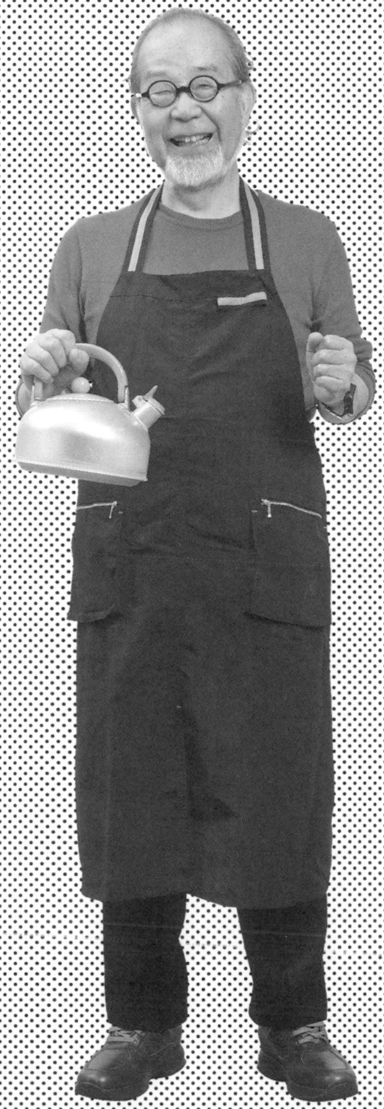

習慣

5

以料多豐富的味噌湯與果汁來攝取蔬菜

以抗氧化力與膳食纖維來守護健康

長野縣以往曾是腦中風比例最高的縣市。我從40年前開始就每年跑80次長野縣，前往當地的公民會館指導大家預防腦中風的方法。具體而言就是**控制鹽分的攝取、以及多吃蔬菜**。當時，飲食生活改善促進委員會的女性成員們，集思廣益設計出的餐點就是含有大量蔬菜的「料多豐富味噌湯」。**蔬菜中含有具備高抗氧化力的β－胡蘿蔔素、茄紅素等多酚，可以發揮保護大腦神經細胞、減緩認知功能下滑等作用**。

蔬菜＋味噌是抗氧化的最強拍檔

「料多豐富味噌湯」是我每天早餐必喝的一道湯品，無論是葉菜類、根莖類蔬菜，或是剩菜切碎加進去都沒問題，蔬菜的鮮味本身就可以成為高湯。儘管味道並不單調，但由於**湯汁量會減少，鹽分攝取量自然就會減少**，也有助於降血壓。在長野縣當地，這道「料多豐富味噌湯」漸漸流傳開來，最後就變成現在看到的結果，那就是長野縣罹患腦中風的人越來越少，癌症死亡率也遠遠低於全日本的平均值。此外，**味噌也具有消除活性氧的作用，可以減緩老化**。「料多豐富味噌湯」以味噌搭配上具備高抗氧化力的蔬菜，可說是預防失智症的幕後功臣呢！

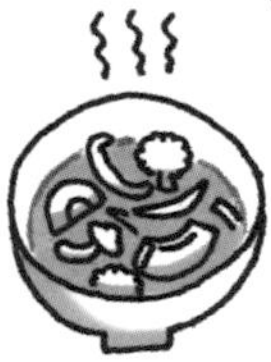

湯汁較少、配料多多！

鎌田式味噌湯建議搭配食材

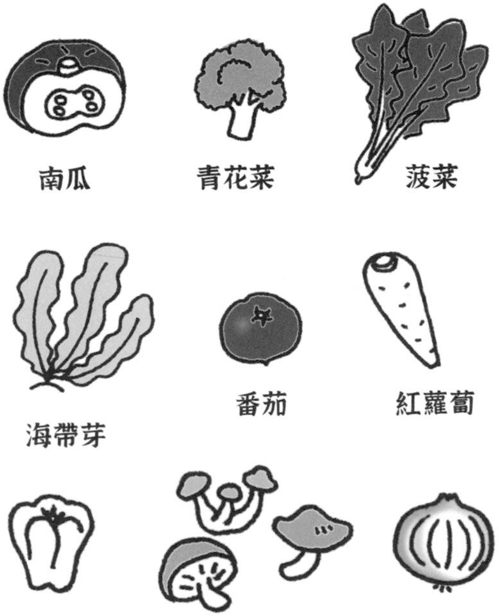
南瓜
青花菜
菠菜
海帶芽
番茄
紅蘿蔔
彩椒
香菇
洋蔥

其他：白蘿蔔、蒟蒻、牛蒡……等

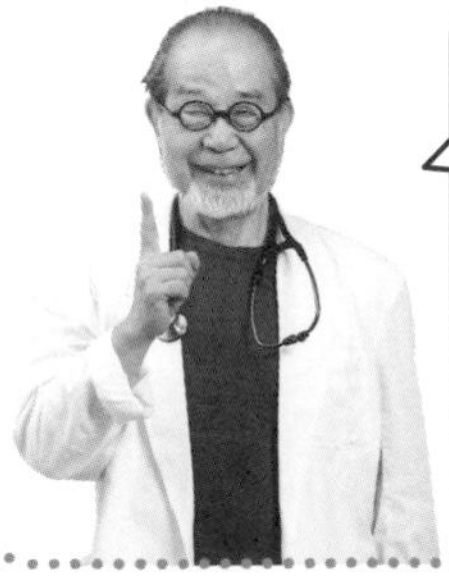

基本上只要是當季的蔬菜都可以。抗氧化力高的黃綠色蔬菜、當季食材、菇類、根莖類蔬菜、海藻等，營養價值都非常高，建議大家多多食用。

想更有效率地吸收蔬菜營養，就打成蔬果汁吧！

我平常會因為巡迴演講等飛遍日本各地，就算是外食也會盡量設法攝取蔬菜，這種時候蔬果汁就能幫上大忙。蔬果汁最大的優點就是能讓人有效率地吸收蔬菜營養。日本厚生勞働省（譯註：相當於台灣的衛生福利部）建議每人每天要攝取350克的蔬菜，如果是利用蔬果汁攝取的話，一次就能吃下一天所需的6～7成蔬菜。

根據美國的范德比大學研究指出，**比起一週喝不到1次蔬果汁的人，一週飲用3次以上的人，罹患阿茲海默症的機率足足低了76％**。

加入乳製品或紫蘇油就是鎌田式健康飲品

我已經喝了好幾年的蔬果汁了，無論是自己做或市面上的蔬果汁都可以。自己做蔬果汁聽起來很困難，不過其實只是將蔬菜與水果等食材放進食物攪拌機裡打碎而已。由於不加熱，不會破壞蔬果裡的維生素，而且還能攝取到大量蔬菜，把葉菜與果皮全部加進去，更能攝取到豐富的膳食纖維。

此外，**蔬菜水果中含有的多酚，與抑制失智症有著密切的關聯。**我會在蔬菜之中加**入牛奶或優格、芝麻與一小杯紫蘇油。紫蘇油含有豐富的多元不飽和脂肪酸 Omega-3，讓血液變得較清澈，能降低罹患血管性失智症與心肌梗塞的風險。**

\ 只要把食材切好放進去即可！ /

鎌田式　蔬果汁

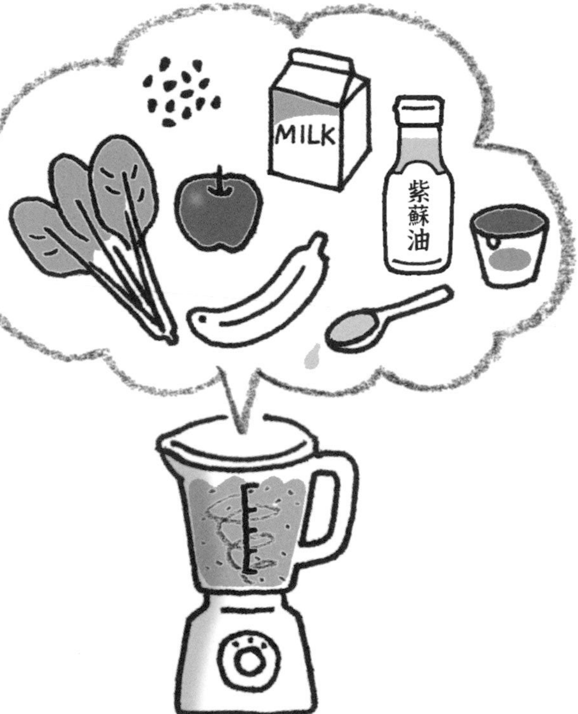

將菠菜或小松菜等蔬菜，搭配蘋果、香蕉等水果，加入牛奶(豆漿也可以)或優格、芝麻，放進食物攪拌機裡打碎，最後再倒入一小杯紫蘇油即完成。

習慣

6

一週攝取 2 次以上青背魚，特別推薦生魚片與罐頭

魚類中含有的優良油脂可以活化大腦

我平常最愛吃肉，經常吃牛排與豬排，不過如果可以選擇的話，我都會盡可能點魚類來吃。**尤其是鯖魚、秋刀魚、沙丁魚等青背魚，更是富含 DHA 與 EPA 等多元不飽和脂肪酸 Omega-3。多元不飽和脂肪酸 Omega-3 具備高抗氧化力，能降低壞膽固醇，發揮改善血液流通的效果，預防動脈硬化，好處廣為人知。不僅如此，多元不飽和脂肪酸 Omega-3 還跟大腦神經細胞的發展與維持具有密切關連，若是大腦中 DHA 濃度下降、認知功能也會隨之下滑，**沒有理由不吃。此外，在京都大學的研究中指出，**DHA 能抑制阿茲海默症，具有降低神經細胞死亡的功效。**

烹調時不要流失魚類的油脂

根據美國的塔夫茨大學研究中指出，**比起每個月只吃 1 次魚類的人，每週攝取 2 次**

的人罹患阿茲海默症的**機率少了41%**。我則是比每週2次更多，平均一週會吃4～5次魚類。除了青背魚之外，鮪魚、鰻魚、鮭魚等也都含有DHA與EPA。

由於DHA不耐高溫，因此建議吃生魚片最佳。如果鮪魚生魚片的話，只要吃2～3片就夠了。**若是鮮魚鍋、魚湯或罐頭等，也建議大家要一併攝取其中的湯汁。**

簡單**方便**
健腦食譜

鯖魚日式蔬菜湯

食材

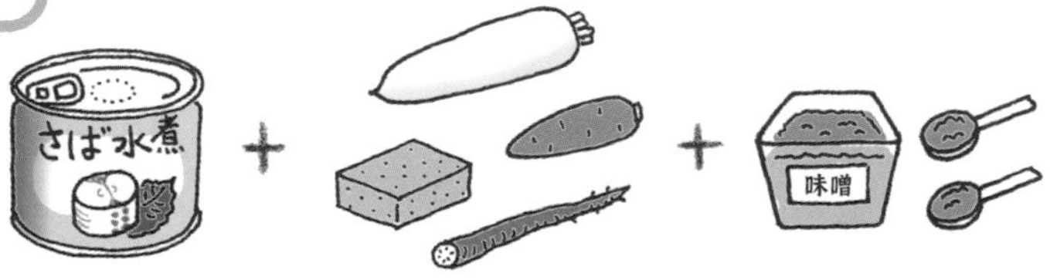

水煮鯖魚罐頭　　蔬菜　　味噌

作法

1 在鍋中倒入400cc的水，將白蘿蔔、紅蘿蔔、牛蒡、蒟蒻等切塊，放進鍋中煮。

2 待蔬菜煮軟後，加入1整罐水煮鯖魚罐頭含湯汁，再放入2小匙味噌、蔥。

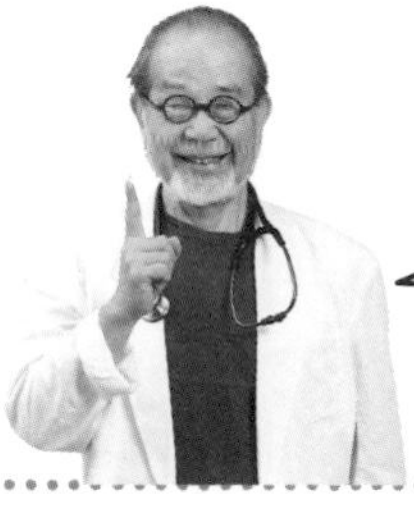

可以同時攝取到鯖魚的優良油脂與蔬菜，營養滿分！若是活用冷凍食品的話，三兩下就能做好這道湯品囉！

習慣

7

鮭魚、蝦子等含豐富的「紅色色素」，為大腦補充營養

紅色力量——蝦紅素

在紅色魚類與海鮮中，有著非常厲害的力量，那就是蝦紅素。在鮭魚、螃蟹、櫻花蝦、魚卵、鱈魚子、金目鯛裡含量都相當豐富，具備優異的抗氧化力。據說蝦紅素的抗氧化力竟是維生素C的6000倍之多。不僅如此，**蝦紅素還能通過腦血管障壁（阻止某些物質由血液進入大腦的障壁），是一種可以直接抵達大腦的脂溶性抗氧化物質，也許可以幫助守護大腦，抵禦活性氧造成的損傷。**根據筑波大學的研究，藉由**攝取蝦紅素與少量運動，可以加倍提升記憶力**。我認為以後預防失智症的趨勢，肯定是以少量運動搭配攝取抗氧化成分。

加熱也OK，連皮帶殼吃下肚吧！

由於魚皮裡也含有豐富的蝦紅素，因此在享用鮭魚或金目鯛時，千萬不可以留下魚皮不吃，請大家連皮帶肉一起品嚐。此外，由於蝦紅素不會受到熱度影響，與油分一起

攝取更容易被身體吸收，因此像是油炸等，可以將蝦子或螃蟹的尾部與外殼一起吃下的料理方式，非常值得嘗試。如果要吃魚的話，我建議大家多品嘗「青背魚與紅肉魚」，在日常生活中多留心攝取DHA、EPA及蝦紅素吧！

蝦紅素的抗氧化威力

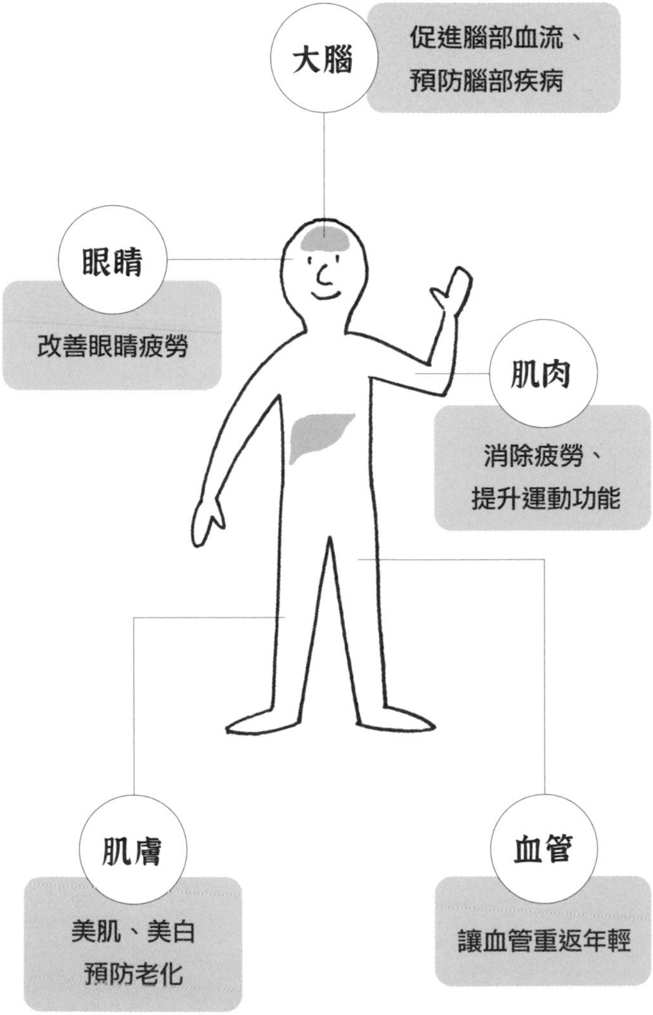

習慣

8

用餐前先加一匙紫蘇油

只要1匙就能改善記憶力的最強油脂

大約在30年前，我曾演講過關於減鹽健康效果的主題，當時大家都聽得很投入，還告訴我：「鎌田醫師的演講讓我們受益良多。」也讓我覺得很有成就感。可是，演講後大家一起喝茶時，我卻看到他們將醃漬蔬菜沾上大量醬油大口享用的模樣，真令我感到錯愕不已！我建議大家一定要改掉狂沾醬油的壞習慣，養成在**用餐前先在盤中淋上一匙紫蘇油的新習慣**。

紫蘇油中含有大量的「α-亞麻酸」，進入人體後會轉變為DHA與EPA，有助於活化腦神經細胞。紫蘇油幾乎沒有特別的味道與氣味，在無法吃魚時也很容易攝取，而且只要少量即可。**更棒的是，跟固態物質相比，油脂攝取後更容易被身體吸收。只不過紫蘇油加熱後容易氧化，因此請在要吃之前直接淋在食物上即可。一天只要1小匙就好，非常方便！**我平常會把紫蘇油加進燙菠菜、豆腐、沙拉、味噌湯、蔬果汁、優格等食物裡。

如果是DHA含量較少的白肉魚生魚片，我則會淋上紫蘇油、灑些黑胡椒、再擠點檸檬汁，做成義式生魚片的作法，立刻便能升級為一道美味佳餚。若能跟可加強大腦神經細胞連結的蛋白質一起攝取，更能發揮功效。

1天1小匙就OK！

只要稍微淋點紫蘇油就好！

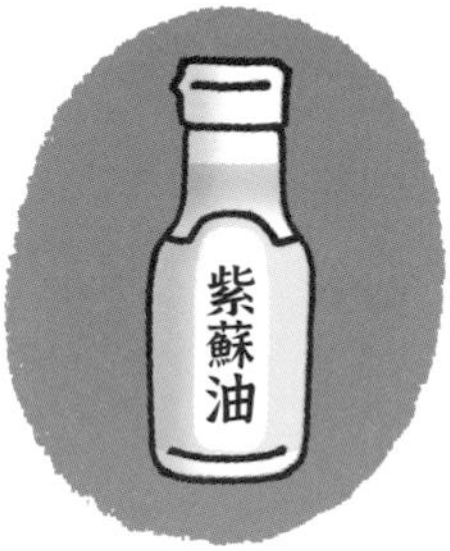

加進沙拉

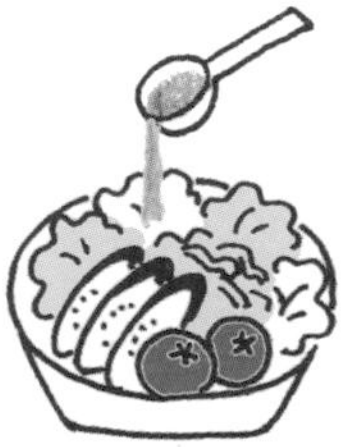

加進豆腐

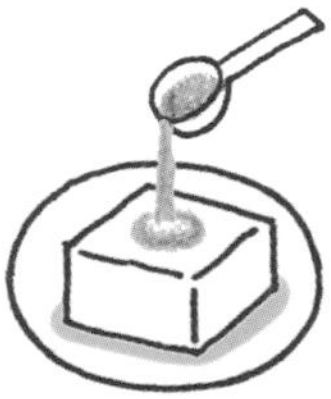

加進果汁、果昔

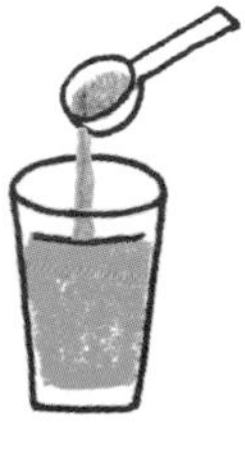

加進味噌湯、湯品裡

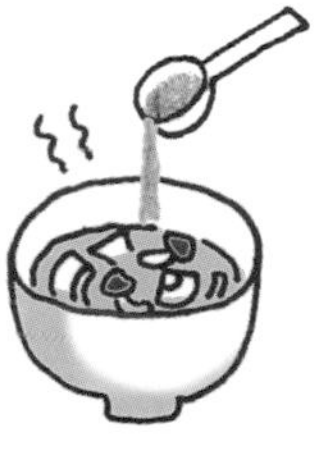

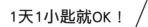

習慣

9 讓大腦充滿活力！一天攝取2～3顆蛋

膽鹼是大腦不可或缺的營養

我一天大約會吃3顆蛋，因為蛋裡不僅有豐富的蛋白質、而且還**含有能維持認知功能的膽鹼**。特別推薦大家品嚐鎌田式烏龍茶葉蛋，只要將水煮蛋浸泡在烏龍茶及少量的沾麵醬油中即可。據說**蛋黃中含有的膽鹼，非常容易被大腦吸收**。

膽鹼進入體內後會成為卵磷脂的原料，更是神經傳導物質乙醯膽鹼的原料。因此我們可以得知，**膽鹼攝取不足很可能會造成記憶力低落、甚至引發失智症**。

根據芬蘭的研究，**相較於不常攝取膽鹼的人，在飲食中大量攝取膽鹼的人罹患失智症的機率低了28％，接受記憶力與語言能力測試的成績也更為優異**。

與維生素B_{12}一起攝取更佳

在黃豆、蛋黃、牛肉、豬肉、雞肝、蝦子、開心果、青花菜中都含有膽鹼與卵磷脂。

在牛丼或咖哩飯加上一顆溫泉蛋，不僅能讓整體味道變得更溫和，還能攝取到大量的膽鹼。**此外，若是同時攝取維生素 B_{12}，能讓膽鹼更容易轉變為乙醯膽鹼，因此請大家一定要試著搭配組合看看。**在鮭魚、鱒魚、海苔、花蛤、蛤蠣中都含有維生素 B_{12}。我在吃生蛋拌飯時，一定會加入手撕海苔一起享用。

\ 對大腦很有幫助！ /

聰明享用美味蛋料理

在生蛋拌飯撒上手撕海苔

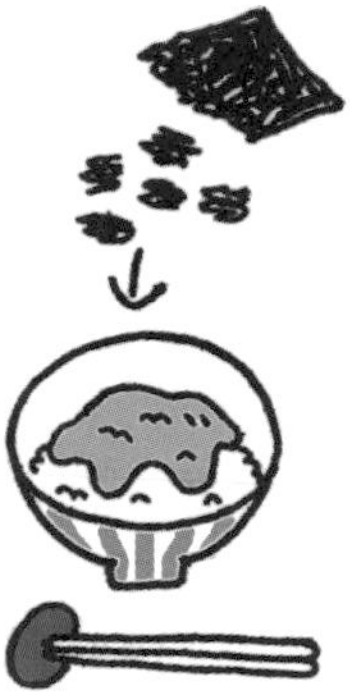

在蛤蠣味噌湯加入水波蛋

獨居者的最強食譜！

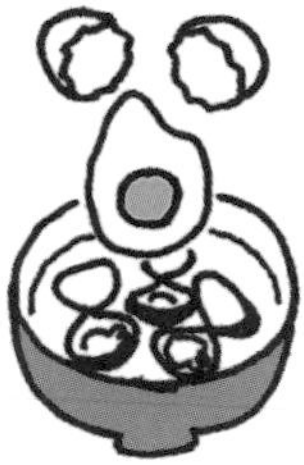

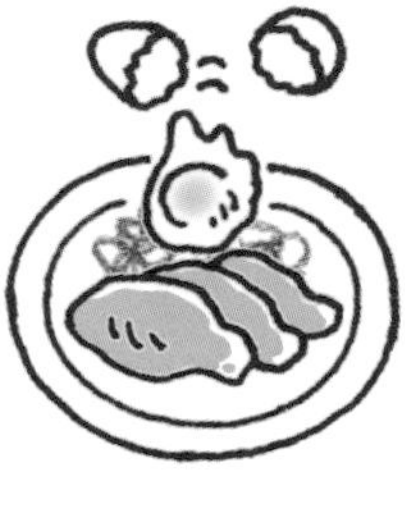

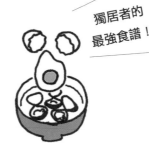

在平常的肉類料理上加入溫泉蛋

鎌田式烏龍茶葉蛋

將水煮蛋浸泡在烏龍茶與幾滴沾麵醬油中，一次做好幾顆放在冰箱保存，非常方便！

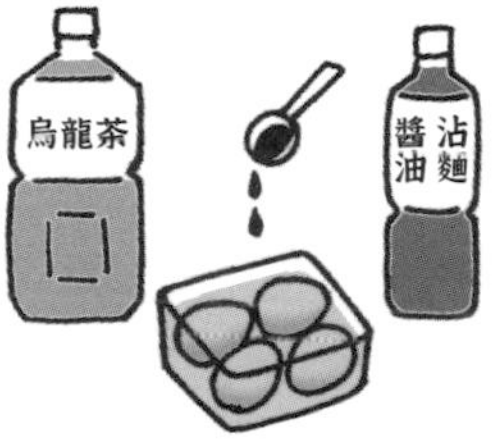

習慣

⑩ 米飯、麵包、麵條要選擇「有色類型」而非「白色」

雜糧飯、蕎麥麵、全麥麵包

在外用餐時，如果可以選擇白飯或雜糧飯的話，我都會選擇雜糧飯。在白飯中加入雜糧、或是糯麥飯也都不錯。如果是吃麵的話，要選蕎麥麵、不要選烏龍麵。當我還待在長野縣時，幾乎每天午餐都是吃蕎麥麵。依照不同的蕎麥粉與拍打方式，蕎麥麵的味道也會有所不同，因此嚐遍長野縣的蕎麥麵店也是我的樂趣之一。此外，含有全麥的棕色麵包、藜麥麵包也很有咬勁，帶有獨特的酸味，我也很喜歡。

抑制慢性發炎

為什麼深色食物比白色食物來得好呢？這是因為**糙米、雜糧、蕎麥、全麥麵包等，都含有非常豐富的膳食纖維，可以預防血糖急速上升**的緣故。**血糖急速上升會造成血管與腦細胞慢性發炎，提高罹患血管性失智症與阿茲海默症的風險**。

美國芝加哥若許大學醫學中心所研發預防阿茲海默症的「麥得（MIND）飲食」，也建議將主食替換成全穀。由於**醣類是三大營養素之一，嚴格限制攝取並不是一件好事**。平時可以花點心思將白飯換成糙米飯或雜糧飯，或是減量攝取，千萬不要過度勉強自己。

此外，**精製白砂糖也很容易使血糖上升，建議使用蔗糖、三溫糖或黑糖等為佳**。

不讓血糖上升！

鎌田的主食選擇法

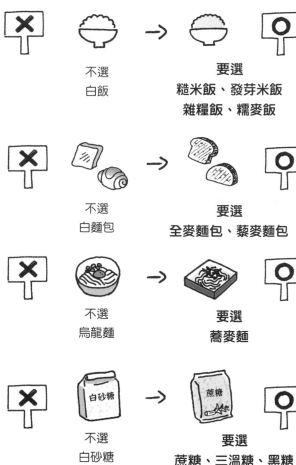

不選
白飯

要選
糙米飯、發芽米飯
雜糧飯、糯麥飯

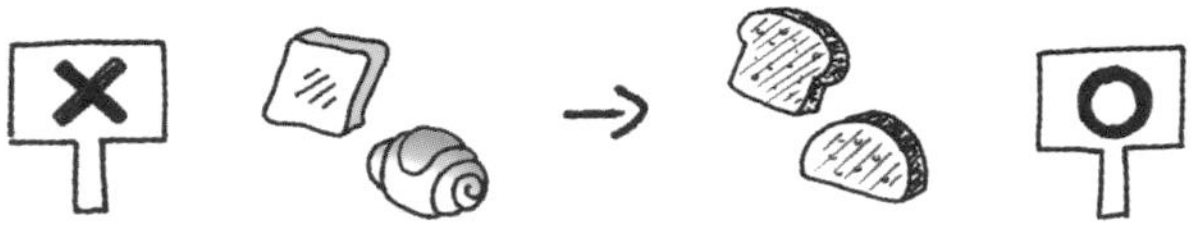

不選
白麵包

要選
全麥麵包、藜麥麵包

不選
烏龍麵

要選
蕎麥麵

不選
白砂糖

要選
蔗糖、三溫糖、黑糖

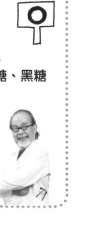

不知道該如何抉擇時，就選「有顏色的」。可以在飯裡加入蒟蒻、菇類、黃豆等增加分量，即使只吃少量也能感到滿足。

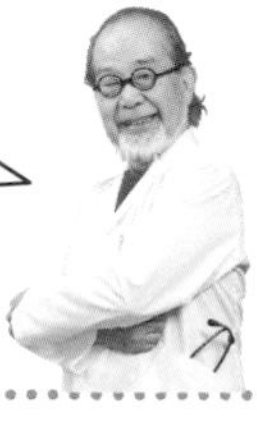

習慣

11 讓血糖不易上升的飲食方式——加入黏稠食材

黏液素能減緩血糖上升

在前一篇已經告訴大家，比起吃白色主食，選擇深色主食才能預防血糖急速上升。不過，總有些時候會很想吃白飯或烏龍麵，這種時候該怎麼辦呢？建議大家可以**搭配黏稠稠的食材一起享用**。

像是秋葵、昆布、海帶根、納豆、滑菇、芋頭等，都是**具有黏稠感的食材。這些食材中的黏稠口感正來自於水溶性膳食纖維或黏液素這種醣蛋白，能發揮穩定血糖、預防血糖急速上升的作用**。不僅如此，還能帶來飽足感，透過仔細咀嚼這些食材，可以刺激飽食中樞，避免自己吃下過多食物。

而且這些食材的料理方式也非常簡單。可以將燙熟切段的秋葵或海帶芽、山藥泥與蛋黃等加進納豆中混合，再淋上芥末醬油來調味。只要把調味好的什錦納豆鋪在飯上，就完成了一道黏呼呼丼飯。若是再加上切塊的鮪魚生魚片，便能完成像小山一樣的黏呼呼鮪魚丼飯。

與其忍耐不吃，不如改變飲食順序

比起一直忍耐不吃喜歡的食物，不如學會正確的知識，在飲食方式上多花心思。建議大家在用餐時**先享用含有豐富膳食纖維的蔬菜，在攝取醣分前先吃乳製品與醋，會是更好的飲食方式**。

減緩血糖上升的食材＆飲食順序

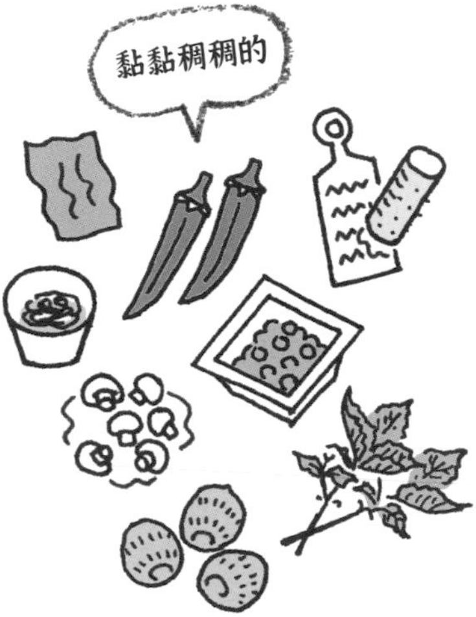

- 多吃納豆、秋葵、昆布、山藥泥等黏稠食品。
- 先吃含有豐富膳食纖維的菇類、蒟蒻、牛蒡等食材。

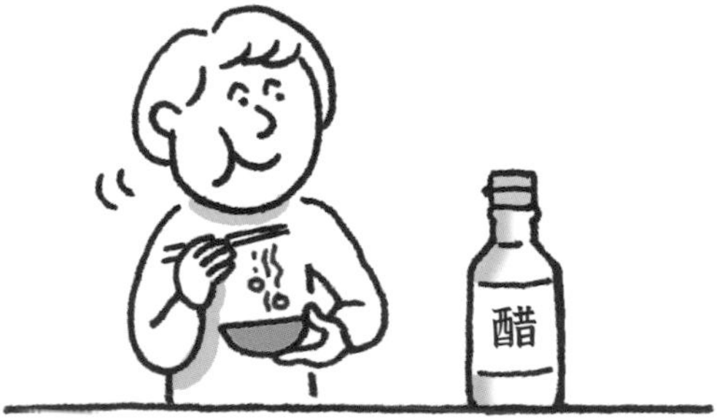

- 食用可以幫助穩定醣分吸收的醋、檸檬汁、乳製品。

習慣 12

健康長壽的超級食物！靈活運用凍豆腐與豆腐粉

能降低膽固醇與三酸甘油脂的抗性蛋白

我居住的長野縣從以前就利用當地的寒冷氣候，來製作「凍豆腐」，在日本一般都稱作為「高野豆腐」。這道傳統食材具有極高的營養價值，在最近幾年又以健康食品的身分再度受到矚目。由於是將豆腐冷凍、乾燥後製作而成，營養價值被濃縮其中，因此被人體吸收營養的效率更佳。

首先值得大家特別注意的就是，**凍豆腐中含有非常豐富的抗性蛋白。抗性蛋白可以降低血液中的壞膽固醇、也就是低密度脂蛋白（LDL）與三酸甘油脂，同時還能讓血糖下降**。在健康檢查中發現膽固醇或三酸甘油脂過高、或是需要注意血糖的人，建議**一天可以吃1片凍豆腐**。

能活化大腦的卵磷脂

還有一種希望大家特別矚目的成分，那就是能**預防失智症的卵磷脂**。在第68頁介紹過的**卵磷脂可以轉變為神經傳導物質乙醯膽鹼，因此也能活化大腦內部的資訊網**。

此外，若是希望常保年輕，能讓人自由活動的健康肌肉與骨骼更是重要。負責製造肌肉與骨骼的蛋白質，在凍豆腐中的含量是一般豆腐的7倍。攝取營養豐富的飲食、同時提升肌肉量，就是健康長壽的捷徑。

還有，凍豆腐當中還含有能預防老化的維生素E、可發揮近似女性荷爾蒙功效的大豆異黃酮、改善貧血的鐵質、維持腸道健康並提升免疫力的膳食纖維。再加上口感豐富，容易獲得飽足感，熱量卻很低，因此最適合減重的人食用。對於容易罹患代謝症候群的中老年人而言，更是好處多多。

運用豆腐粉做出更多變化

鎌田流的飲食方式就是在確實攝取到營養的同時，以更美味、更愉快的方式持續享用美食，完全不需要勉強自己。由於凍豆腐沒有特殊氣味、口感絕佳，無論是搭配西式或日式料理都非常適合。我會在做料理時以凍豆腐取代豆腐，也經常將凍豆腐加進味噌湯裡。

還有一個食材我也很喜歡，那就是將凍豆腐磨成粉末的「豆腐粉」。豆腐粉的營養成分與凍豆腐完全相同，而且不必加水還原，烹調起來也很容易。可以在絞肉中混入豆腐粉，做成漢堡排或肉丸子，或是在麵粉中混入豆腐粉做成大阪燒或天婦羅，讓主菜變得更健康。3大匙（堆成小山高）的豆腐粉，分量就等同於1片凍豆腐。將凍豆腐變成豆腐粉，便能做出更多變化，為每天的餐桌增色。由於可以直接撒在飯、麵、湯品裡，出門在外時也很方便，含有豐富的蛋白質、鐵質、鈣質，可讓人輕鬆攝取到均衡的營養。

以間歇性健走＋凍豆腐抑制慢性發炎

我在**交替進行健走與慢走、或是做完深蹲後，會食用牛奶、蛋、起司等補充蛋白質。在運動後30分鐘內的「黃金時間」補充蛋白質，便能更有效率地修復因運動而損傷的肌肉，同時強化肌肉。**那麼，如果在交替進行快走與慢走後，食用凍豆腐的話，你覺得會得到什麼樣的效果呢？根據信州大學能勢博專任教授的研究中指出，若是在間歇性健走後食用凍豆腐，不會活化「引起慢性發炎的基因」，以結果而言抑制慢性發炎的效果還會變得更好。由於**快慢交替步行或間歇性健走本來就具有抑制慢性發炎的功效，如果能接著再吃凍豆腐的話，便能更進一步提升抑制效果**。

由於**失智症是因腦細胞慢性發炎所引起**，因此，我平常在間歇性健走後，食用凍豆腐的習慣，竟然能如此有效地抑制慢性發炎，真讓我感到驚喜不已。

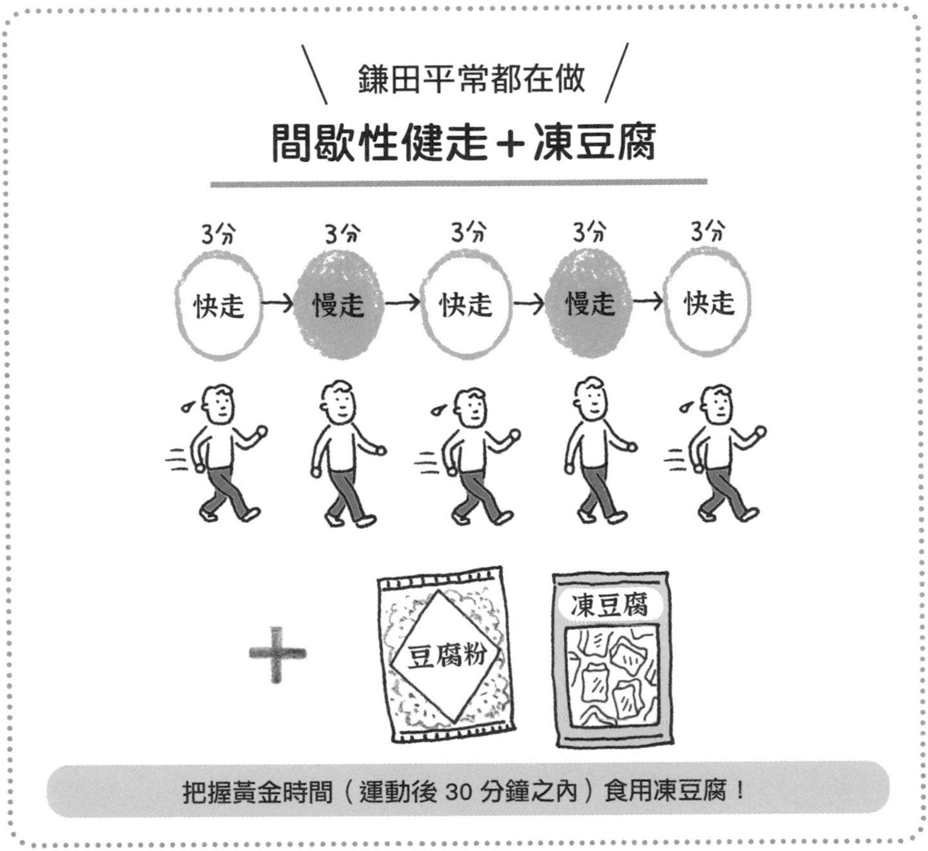

簡單方便健腦食譜

味噌起司焗烤凍豆腐

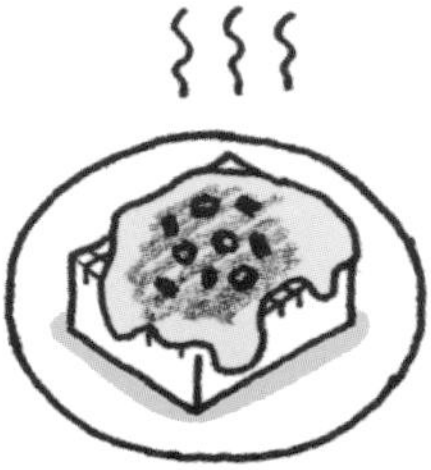

食材

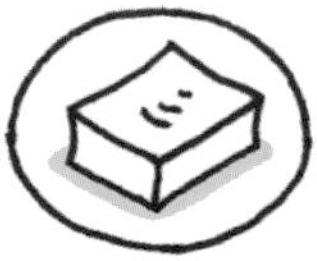

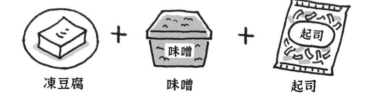

凍豆腐

＋

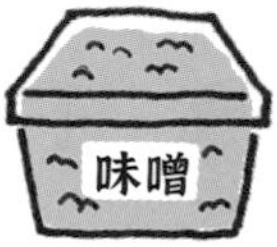

味噌

＋

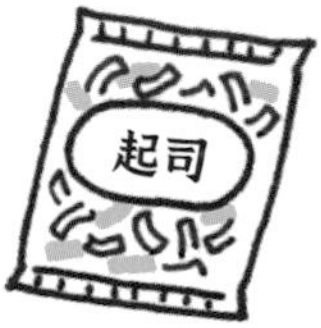

起司

作法

1 以熱水讓凍豆腐還原後，再擠乾水分。

2 在凍豆腐表面切出格子狀，在表面塗抹味噌與美乃滋各一小匙，再撒上披薩專用起司、以及切成小段的蔥。

3 蓋上保鮮膜，放進微波爐（500W），加熱 1 分半鐘即完成。也可以用小烤箱烤得表面金黃。

這道菜不僅是一道美味配菜，做為下酒菜也很適合。請記得趁熱享用更美味。

簡單方便健腦食譜

軟綿綿的番茄蛋花湯

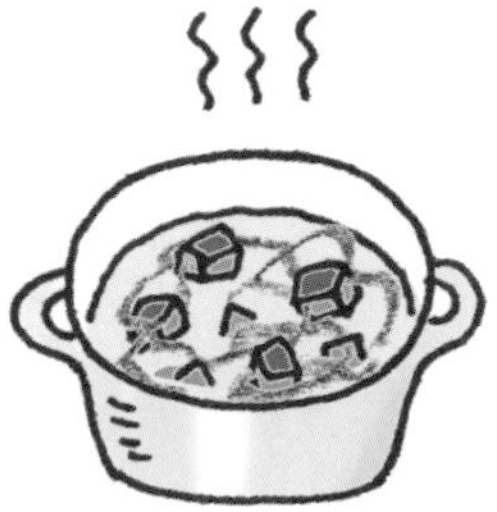

食材

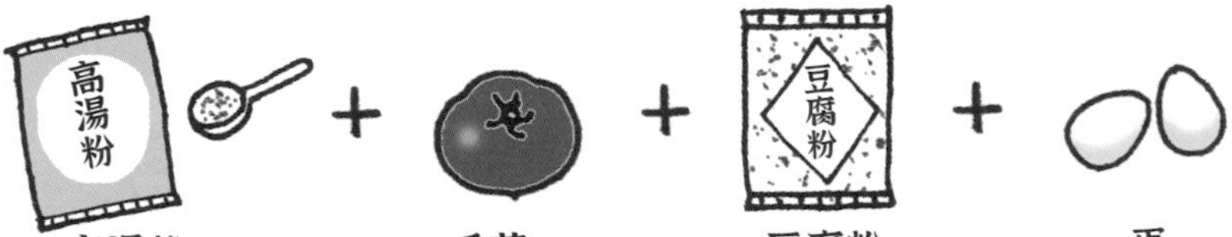

高湯粉　＋　番茄　＋　豆腐粉　＋　蛋

作法

1 在鍋中倒入 300cc 的水與高湯粉，將 1 顆番茄切成塊狀放進鍋中煮。

2 將 1 大匙豆腐粉、少許起司粉，與 2 顆蛋均勻攪拌，倒入煮沸的 1 中。

3 盛裝至容器中，依喜好加入蘿蔔嬰點綴。

在即食濃湯粉裡也可以加入 1 大匙豆腐粉，再倒入熱水均勻攪拌，就能迅速變身為富含蛋白質的湯品！

習慣

⑬ 沙丁魚＋酪梨、蔬菜＋堅果＝提升抗氧化力

關鍵在於輔酶Q10與維生素E要同時攝取

輔酶Q10是一種能通過腦血管障壁的脂溶性抗氧化物質，可以直接抵達大腦，守護大腦抵禦活性氧的侵害。像是沙丁魚、鯖魚、菠菜、青花菜、南瓜等都含有輔酶Q10。

而**維生素E能夠提升輔酶Q10的抗氧化效果**，在南瓜、酪梨、油菜花、杏仁、花生、魚肝中都含有維生素E。

如果可以的話，建議盡量同時攝取輔酶Q10與維生素E。希望大家可以大概記住對大腦有益的成分與食材，便能自然而然在三餐中攝取到均衡的營養了。

當我在餐廳裡用餐時，如果有看到酪梨沙拉的話，我一定會點這道來享用。酪梨沙拉基本上都會包含富含輔酶Q10的青花菜、含有蝦紅素的蝦子等食材，讓人期待可以發揮優異的抗氧化效果。此外，像是青花菜＋花生粉、南瓜、杏仁等蔬菜與堅果的組合，做成沙拉也非常美味，請大家一定要試試看！

簡單方便健腦食譜

青花菜拌花生粉

食材

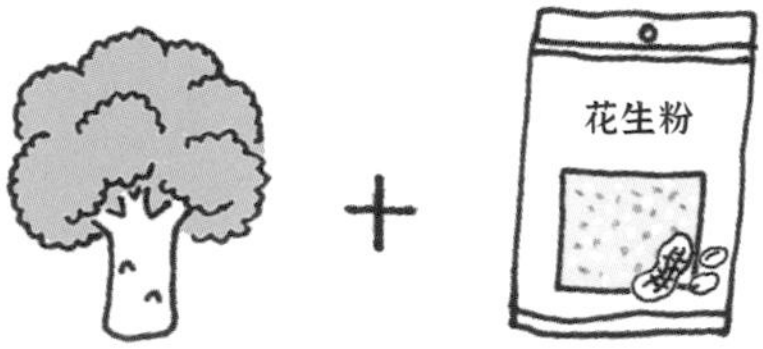

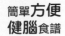

青花菜　花生粉

作法

1 將青花菜切成小朵，以微波爐加熱。

2 撒上比 1 大匙再多一點的花生粉、沾麵醬油 1/2 小匙、三溫糖 1/2 小匙，與青花菜拌勻。

> 也可以與菠菜、酪梨、吻仔魚乾一起混合攪拌。

簡單方便健腦食譜

沙丁魚酪梨茶泡飯

食材

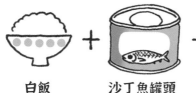

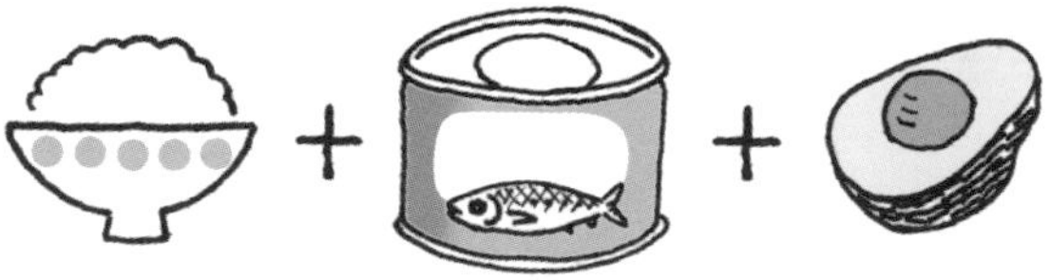

白飯　沙丁魚罐頭　酪梨

作法

1 將沙丁魚罐頭及用湯匙挖的 1/2 顆酪梨，鋪在飯上。

2 撒上茶泡飯的調味料，倒入熱水，加點芥末即完成。

> 具有抗氧化功能的茶泡飯，製作簡單又不失美味。

習慣

14 **搭配多種發酵食品，從腸道開始變健康**

整頓腸道環境就是預防的關鍵

日本國立長壽醫療研究中心發表了一篇研究論文，內容是關於**腸道環境與失智症有密切的關聯**，並指出腸道內部的細菌狀態有可能會引起大腦發炎。

我為了**增加腸道內的好菌，每天都會吃發酵食品**，像是納豆、味噌、起司、優格、麴等。當我前往日本各地時，見識到了各式各樣的傳統發酵食品，如：熟壽司、醃漬物、米糠醃魚等，讓我更了解日本飲食文化的豐富性。隨著年齡增長，腸道內的好菌會大幅減少，因此老年人特別要注意調整腸道環境。發酵食品可以改善腸道環境、提升免疫力，降低以失智症為首的各種疾病患病風險。牛津大學也指出，**只要搭配數種不同的發酵食品，讓身體同時攝取到好幾種好菌，便能大大提昇發酵食品的威力**。像是納豆＋泡菜、起司＋味噌等**不同發酵食品的搭配，就能活化腸道內的好菌**。而且味道上也很契合，讓美味更加倍。而納豆隨著產地及製造商不同，裡面的好菌種類也不一樣，所以建議大家可以經常變換不同產地的納豆食用，不要連續吃同品牌的產品。享受各種美味發酵食品的同時，也為腸道帶來活力！

以「發酵×發酵」

大幅提升美味＆營養程度！

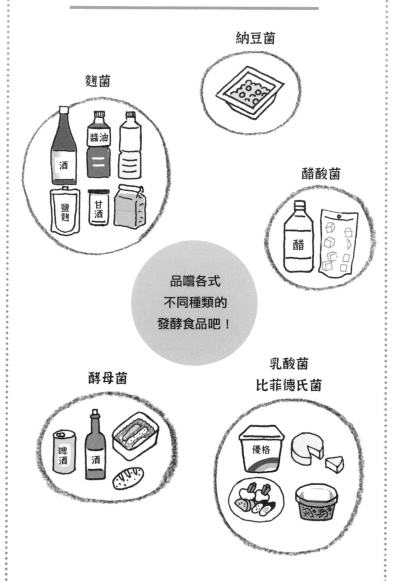

15 肉、紅肉魚、黃豆含有豐富的助眠成分

早晨沐浴在陽光下

為了讓大腦常保年輕，**高品質的睡眠非常重要**。根據日本厚生勞働省（譯註：相當於台灣的衛生福利部）所做的調查，目前每5人就有1人飽受失眠所擾，事態可說是非常嚴重。根據加利福尼亞大學柏克萊分校的研究顯示，50～60歲時若睡眠品質惡化，血漿濤蛋白（tau）會沉澱在腦細胞中，進一步提升罹患失智症的風險。

人類在睡眠時能排出大腦中的老廢物質，維持大腦的健康。一般認為要是長期睡眠不足，老廢物質持續堆積，便會使得腦部機能下滑，引發失智症。為了擁有良好的睡眠品質，請大

多攝取色胺酸、提升睡眠品質

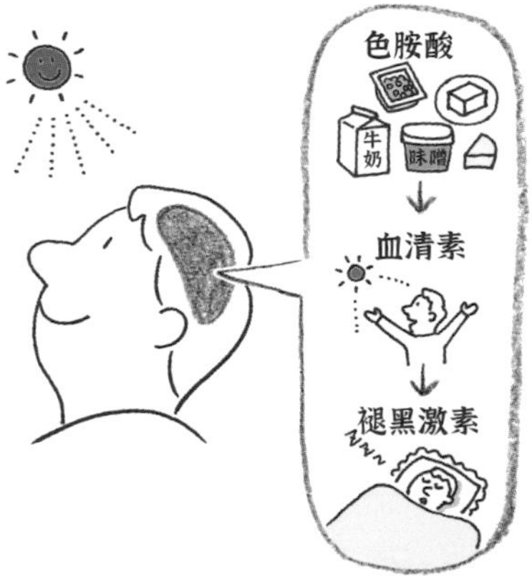

攝取含有

「**色胺酸**」的食品

照射到太陽後

就會在大腦內轉變為

「**血清素**」

變成睡眠荷爾蒙

「**褪黑激素**」

家每天早上都曬曬太陽吧！這是我親身實踐的重點之一。因為當身體照射到太陽會分泌出血清素，血清素到了傍晚則會變化為能讓人產生睡意的褪黑激素，所以曬太陽與良好品質的睡眠密不可分。

色胺酸會成為睡眠的助力

血清素是在大腦中製造而成，而色胺酸就是製造血清素的原料。由於色胺酸無法在體內自行合成，必須藉由飲食才能攝取得到。從食物中攝取到的色胺酸，白天會在大腦中變化成血清素，到了夜晚又會轉變為能幫助睡眠的褪黑激素。**像是豆腐、味噌、納豆、起司、牛奶、蛋、肉、紅肉魚、香蕉等都含有色胺酸，平常就多留意攝取上述食材吧！**

簡單方便健腦食譜

大蒜納豆拌鰹魚

食材

鰹魚生魚片 ＋ 大蒜泥 ＋ 納豆

作法

1 準備好鰹魚生魚片。

2 將包裝內附調味料約 1/2 的量倒入碎粒納豆中，再加入些許大蒜泥後，與鰹魚生魚片混合拌勻。可依個人喜好加點蔥花。

習慣

16 要喝酒就喝啤酒，苦味成分可以改善失智症

苦味成分能除去大腦內的老廢物質

雖然我平常不太喝酒，興致一來的話也會小酌一杯。喝酒不僅能讓心情變好，也能排解壓力，其實喝酒並不會直接與不健康畫上等號。

這次我就要教大家可以享受喝酒樂趣的鎌田流小技巧。

根據研究指出，**啤酒中含有的啤酒花苦味成分——α酸異構物能預防阿茲海默症**。

阿茲海默症的成因是腦細胞中堆積了名為β澱粉樣蛋白的老廢物質，導致大腦變形萎縮，而前述的**α酸異構物便能除去大腦中的老廢物質，並活化免疫細胞**。不過，任何事都應適度、以免過猶不及，若是酒精要是攝取過度的話，則會造成大腦功能下滑。

為了防範飲酒過量，利用無酒精啤酒也許是一個不錯的辦法。我認為與其嚴格限制，這也不能吃、那也不能喝，不如想出適合自己的妥協方式。因為要是嚴格限制飲食，卻沒辦法長期執行的話就毫無意義了。

花點心思，享受飲酒樂趣吧！

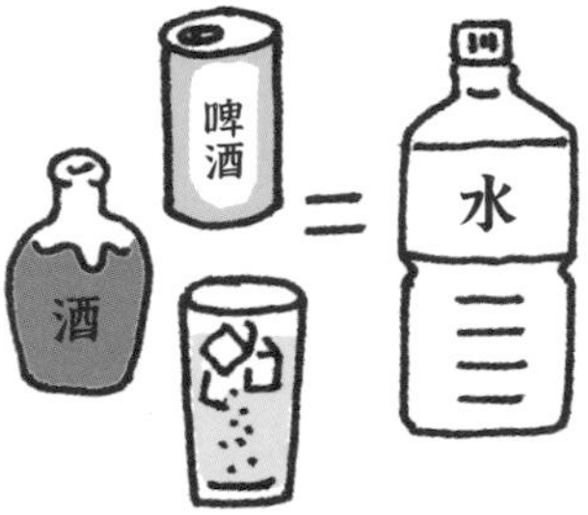

一邊喝酒、一邊喝下
同樣分量的水

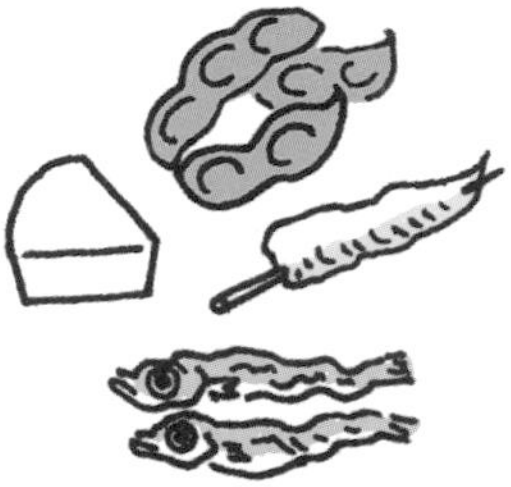

搭配毛豆、豆腐、
起司、雞肉、魚等
健康又高蛋白質的下酒菜

建議攝取
富含維生素C的水果

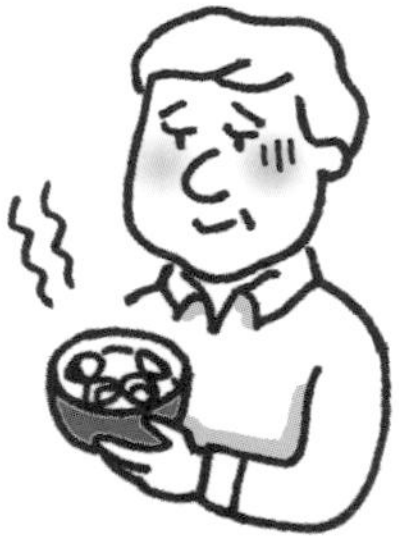

宿醉時要喝味噌湯

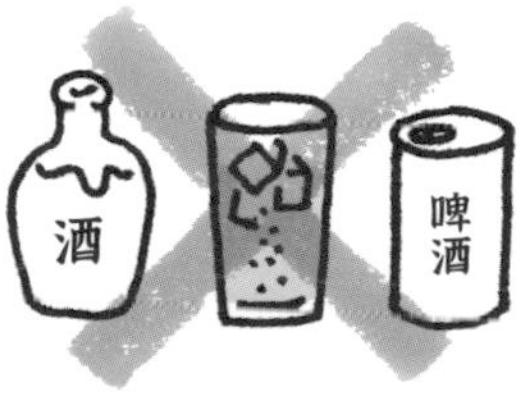

每週2天
讓肝臟好好休息

習慣

17

不讓大腦老化！零食要吃巧克力與堅果

高可可含量巧克力是大腦的營養，也能預防低血壓、動脈硬化

下午工作到一半，有時候也會想要吃點甜食。這時候不妨選擇高可可含量（可可含量70％以上）的巧克力。巧克力中含有的可可多酚，不僅可以去除活性氧，還具有預防老化、發炎、生活習慣病等功效。此外，也能**增加與大腦功能密不可分的BDNF（促進記憶、學習等認知功能的營養成分）**，同時也能為高血壓人士帶來降血壓的效果，增加血液中的好膽固醇，預防動脈硬化等，讓身體變得更健康。

帶皮的花生與核桃

我也非常喜歡堅果類。杏仁當中含有豐富的維生素E與膳食纖維，胡桃也含有多元不飽和脂肪酸Omega-3與色胺酸。而花生若是連膜一起食用，便能同時攝取到多酚。

雖然我平時也會吃胡桃，不過最推薦的還是花生。因為**花生內含有7成以上的高抗**

氧化力脂質，相對的醣分卻只占1成而已。當我前往陸前高田市賑災時，在當地的團體家屋給失智症患者花生當點心吃，不僅失智症的症狀獲得控制、甚至還有所改善。

吃零食也要選擇對大腦有益的！

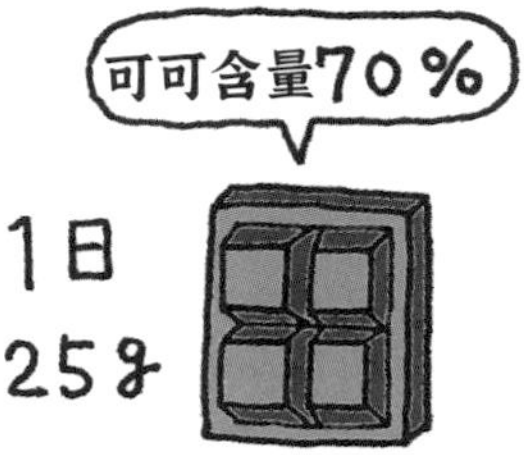

1天攝取25g可可含量
70%以上的巧克力
（板狀巧克力約1／2片）

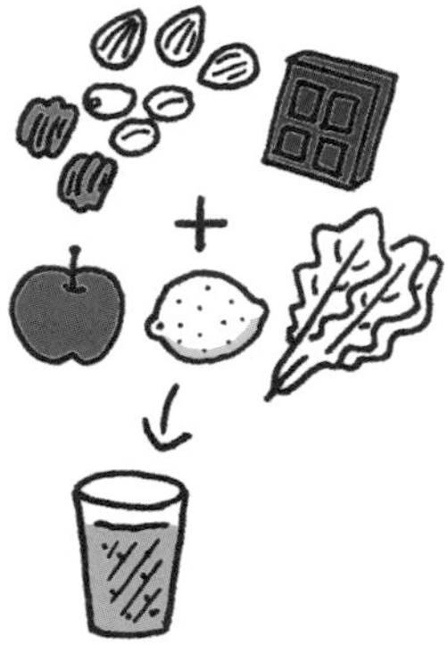

若是將巧克力與堅果，
跟水果或蔬菜一起攝取，
更能提升抗氧化力！
請加進蔬果汁一起享用吧！

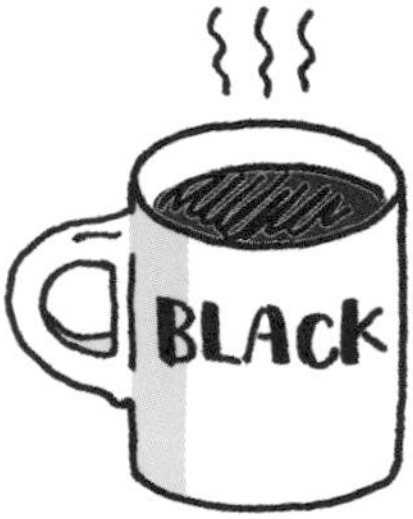

跟咖啡一起享用。
鎌田總是喝黑咖啡，
對健康很有益處

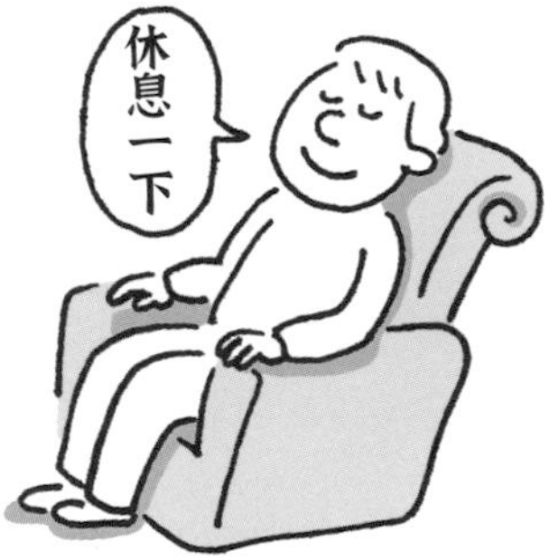

「休息一下」
可以讓血管擴張→
血液循環變佳→
降低腦中風與
心肌梗塞的風險

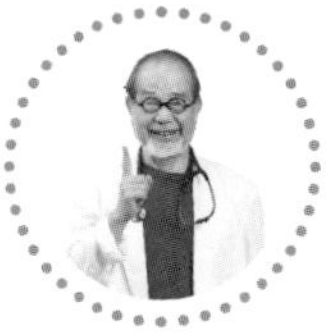

鎌田醫師小叮嚀

將忘記的事情
記錄下來吧！

第3章

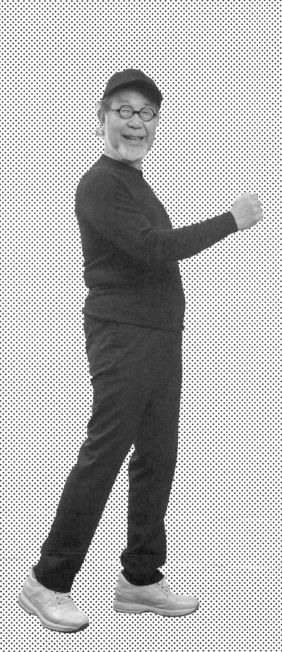

讓日常「動作」變成運動！
鎌田式走路法＆肌肉鍛鍊法，讓大腦充滿活力！

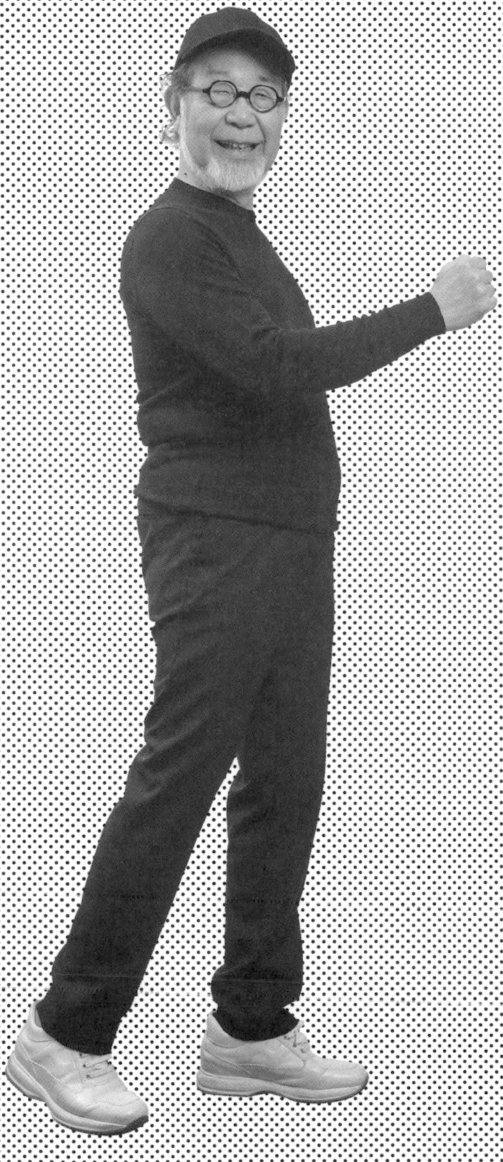

習慣

18 預防失智症的空隙時間走路法

根據美國大學研究指出，**一週健走4天以上的人，罹患失智症的風險比一般人低了40%**。另外，在針對日本群馬縣中之条町居民為對象的調查也顯示，**「一天走8000步、其中20分鐘是進行快走等中強度運動」的人，能加強預防罹患高血壓、糖尿病、骨質疏鬆症、癌症、腦中風、憂鬱症、當然也包含失智症等疾病**。

也就是說，「包含快走一天要走8000步」。不過，不管再怎麼有益健康，一定有人沒辦法每天這樣走路。就連我本人也是一樣，遇到工作繁忙或通勤時間較長時，實在是沒有時間可以走8000步。因此，我針對這部分查閱許多資料，得知在美國奧瑞岡大學的研究指出，**就算是走4000步左右的運動，也能夠活化掌管短期記憶的海馬迴神經細胞、加強記憶力**。於是我歸納出了一套方法如下，並親身實踐。

- 快走3分鐘＋慢走3分鐘 做2組＋ 快走3分鐘 。
- 一邊踏步、一邊「接龍」或「心算」。
- 再加上鎌田式「深蹲」與「抬腳跟運動」，鍛鍊肌肉。

專欄 2

空檔時間正是快走的大好時機

快慢步行原則上要以 3 分鐘為區隔交替進行快走與慢走，不過 3 分鐘只是一個大概的時間而已。只有 1、2 分鐘也好，在生活中只要找到機會，就建議大家可以快走。

我自己無論是在醫院裡移動、去洗手間、或是前往車站等零碎時間，都會以快走的方式走路。其他的時間則以普通速度走路，這麼一來，兩者加起來也可以算是變化版的快慢步行。我覺得即使是這樣也比完全沒有快走好多了。

最重要的是要持續進行，還有持續進行後所體會到的成就感。人之所以會三天捕魚兩天曬網，就是因為會為自己找藉口，像是「因為今天天氣不好」等原因而偷懶。請不要將「因為今天天氣不好」與「不做」畫上等號，而是應該想成「就算今天天氣不好」，也要「找出方法做到」。如果是雨天、或道路結凍的冬日，在寬闊的購物中心裡快走也是不錯的方法。

習慣

⑲ 交替進行步伐增加10公分的「快走」與「慢走」

比起走路的「時間」，更重要的是「速度」

能有效預防失智症的走路方式就是「快慢交替步行」，也就是**交替進行「快走」與「慢走」**。我的**習慣是先做2次「快走3分鐘＋慢走3分鐘」，最後再加上「快走3分鐘」**。這樣的方式不僅輕鬆簡單，效果也非常好，讓人能長期進行。根據信州大學的研究指出，**效果類似於快慢步行的間歇性健走，有助於改善體力與生活習慣病**。我每週都會進行大約50分鐘（1天15分鐘、每週3～4次）的快慢交替步行。**快走的運動強度很高，對於促進健康與預防疾病的效果非常好**，不過太累人的運動沒辦法長久維持下去，因此我將快走搭配上慢走，感覺到有點喘的時候，就慢慢調整呼吸，接下來繼續快走。即使是平時運動不足的人也不會太過勉強，可以長久維持這個運動習慣，就是快慢交替步行最大的優點。

步伐要拉大10公分，「步伐」也很重要

鎌田式　快慢交替步行

做 2 組 快走 3 分鐘＋慢走 3 分鐘 最後再 快走 3 分鐘
＝共計 15 分鐘

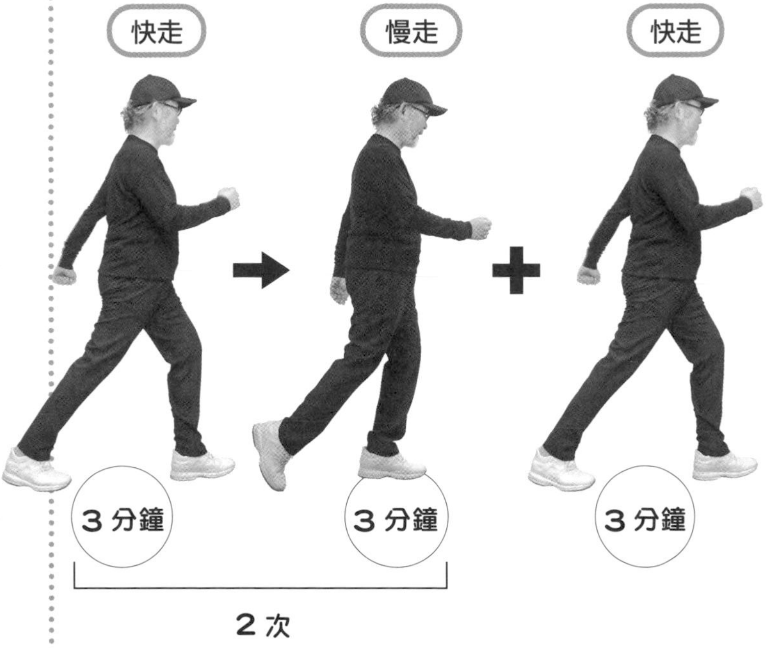

快慢交替步行的重點

- 抬頭挺胸
- 視線往上看
- 步伐加大 10 公分
- 以腳跟著地
- 讓腳尖確實接觸到地面
- 彎曲手肘、大範圍擺動手臂
- 以規律的節奏走路

快走時的步伐要比平常再拉大10公分。當步伐變大，就會讓下半身大範圍活動，達到強化肌肉的效果。雙臂也要像鐘擺一樣，以規律的節奏擺動，做到全身性的運動。

習慣

20

一邊高踏步一邊「接龍」、「心算」

同時動動頭腦跟身體會更有效

在活動身體的同時，若能同時動動頭腦，能帶給頭腦好的刺激。**建議可以一邊高踏步或快走，一邊在大腦裡「接龍」或「心算」**。像是在快走時，可以在心裡從100開始依序減7。擅長心算的人則可以從1000開始依序減13，做一些難度較高的計算。像這樣**同時活動大腦跟身體的運動，我們稱之為「認知運動」**，也就是認知（Cognition）加上運動（Exercise）組成的複合式運動。這是日本國立長壽醫療研究中心專門為了預防失智症而研發出的運動。此外也有數據指出，**失智症的「潛在族群」有40％可以藉由做認知運動獲得改善**。

就算做錯了也一笑置之吧！

認知運動的重點在於，**在做有點喘的運動時，大腦要同時思考難度較高、自己偶爾會做錯的問題**。當自己答錯時也許會感到有點丟臉，不過完全不需要因此而介意，因為這又不是考試，不需要太在意。認知運動的**關鍵並不是要做出正確解答，為了想出解答的思考過程才是最重要的**。而且，**如果是自己能輕鬆回答出正確答案的問題，反而無法對大腦造成刺激**。大家不妨挑戰高難度的問題，讓自己樂在其中，不小心做錯了就一笑置之吧！

隨時隨地能做！認知運動高踏步

① 一邊高抬大腿，一邊數「1、2、3……」

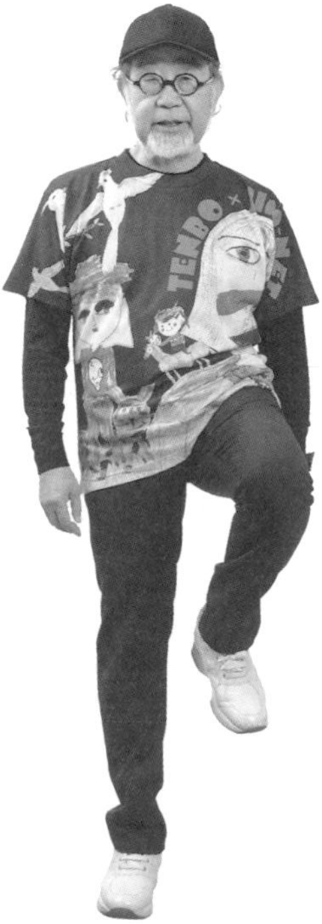

② 數到 5 的倍數時拍手

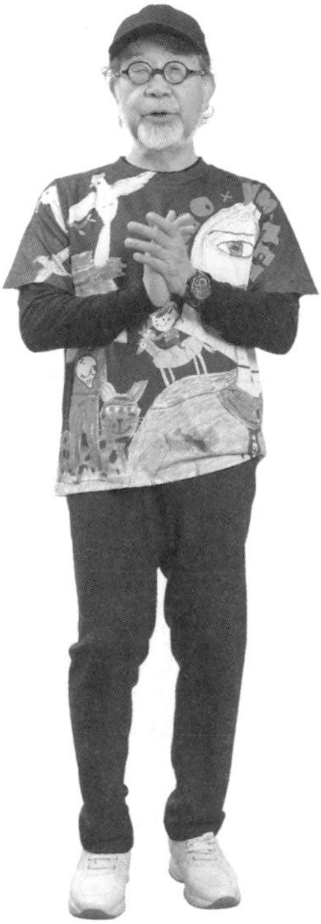

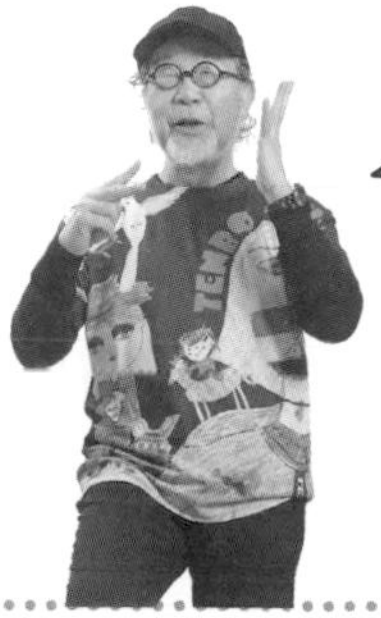

習慣了之後……

左右手互相猜拳，刻意讓右手獲勝。訣竅在於要讓左手早一點出。

習慣

21 坐下時「偷偷旋轉腳踝」，預防跌倒

跌倒引起的骨折是罹患失智症的源頭

從以前就有此一說：「老年人不可以跌倒。」這是因為跌倒後等待骨折痊癒的這段期間，行動會受到限制，使得老化速度加劇，很容易會成為老年人需要照護的原因。不僅如此，還會提升罹患失智症的風險，因此最重要的就是絕對不能跌倒。

跌倒的原因有可能是因為平衡感下降、踩地的力量下滑，不過大部分的原因都在於抬起腳跟的肌力變差。因此，只要有一點點高低不平、甚至是平坦的路面上也很可能會走路不穩而跌倒。所以，我們平常就要多做旋轉腳踝的運動，以維持腳踝的柔軟度、讓腳跟容易抬起來。

順便做肩膀、腰部、髖關節的伸展

以翹腳的姿勢坐在椅子上，旋轉位於上方的腳踝。請大家在出去走路前做這個運動。此外，在洗完澡後關節較柔軟時，做這個運動也會很有效果。

坐著就能伸展到全身！**悄悄旋轉腳踝**

以翹腳的姿勢坐在椅子上，慢慢旋轉位於上方的腳踝。
訣竅在於讓腳踝彷彿畫一個大圓般地仔細旋轉。另一隻腳踝也要以同樣方式旋轉。

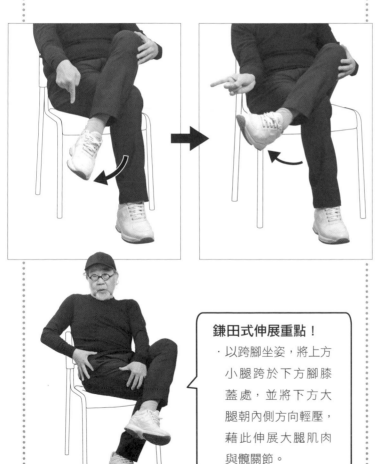

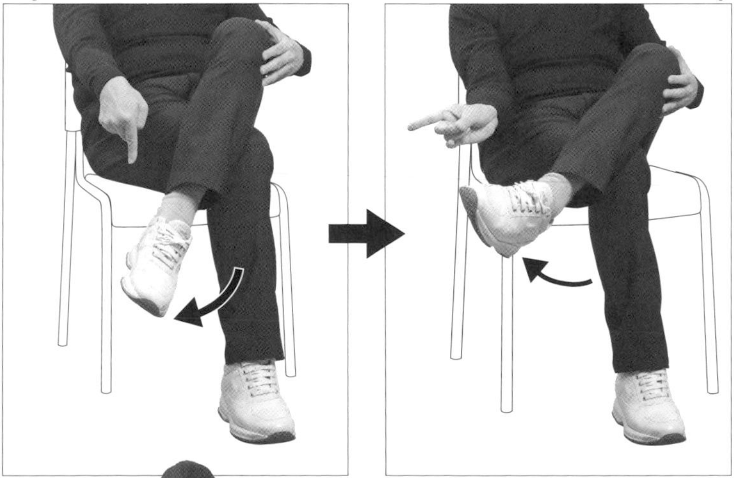

旋轉完腳踝後，以跨腳坐姿，將上方小腿跨於下方腳膝蓋處，並將下方大腿朝內側方向輕壓，藉此伸展大腿肌肉與髖關節。接著再旋轉腰部，讓肩膀、腰部、背後等上半身都舒適地獲得伸展。由於動作很小，無論在搭車或在辦公室都能悄悄完成。在家裡坐著看電視時，也請大家一定要試試喔！

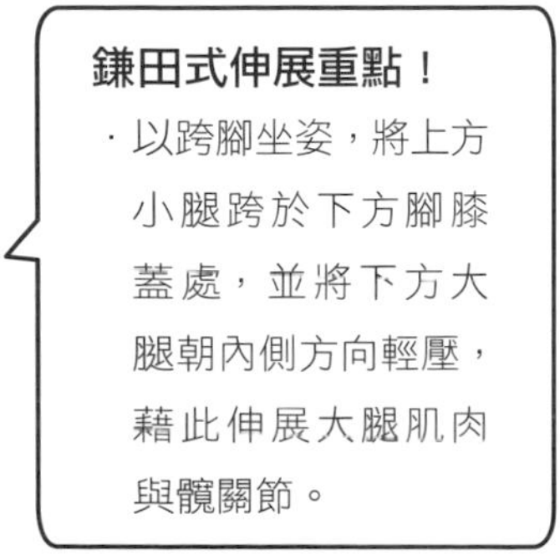

習慣 22

「鎌田式大範圍深蹲」更有效率地鍛鍊下半身

鍛鍊肌肉也有助於防失智

不只快走等有氧運動，**強化肌肉的鍛鍊也有助於改善認知功能。我建議大家進行「鎌田式深蹲」**，能更有效率地鍛鍊肌肉。深蹲最適合用來鍛鍊下半身的大肌肉。無論到了幾歲，只要保有好腳力，就能持續拓展行動範圍與好奇心。

我每年都會去伊拉克的難民營行醫，希望到了80歲還能繼續從事這項活動，因此一定要好好維持腿部跟腰部的力量，而且也希望到了90歲還能玩最喜愛的滑雪，滑出漂亮的轉彎。當我在做深蹲時，只要一想到這些心願，就讓人覺得幹勁十足。

只要活動肌肉，就會分泌出肌肉激素

深蹲的效果不僅止於強化肌肉，當肌肉在活動時會分泌出名為「肌肉激素（Myokine）」的物質，能降低罹患失智症的風險。此外，還能降血糖、降血壓，預防癌症、腦中風、糖尿病、憂鬱症等各種疾病。多做深蹲，提升下半身肌力，同時也能鍛鍊大腿內側肌肉。

鎌田式　大範圍深蹲

10 次 1 組
1 天 3 次

① 筆直站立，雙腳打開幅度超過肩膀，站成大大的八字型。雙手交握放在胸前。

② 想像將身體的重量都放在下半身，讓臀部慢慢蹲低。等到大腿與地面平行後，再往上抬起。

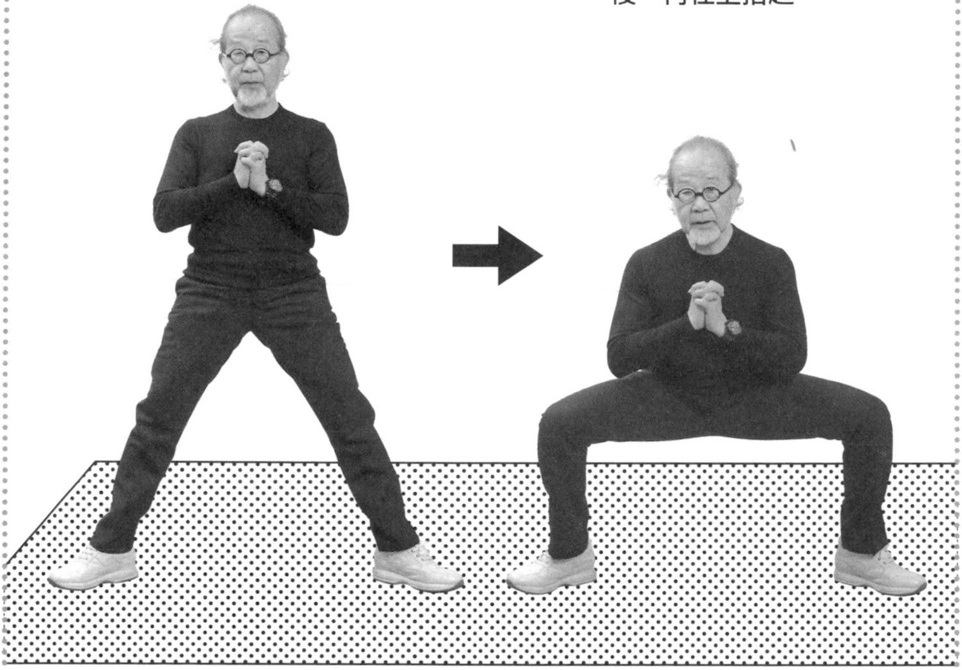

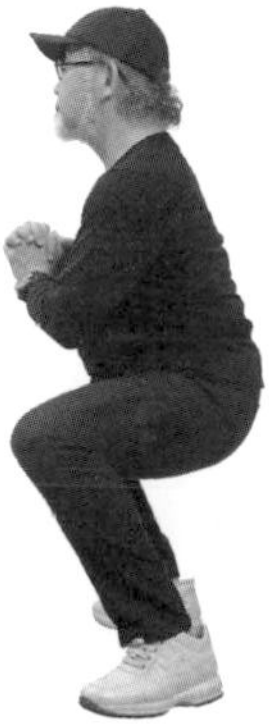

鎌田式大範圍深蹲的重點！

- 脊椎不要彎曲
- 腳跟確實著地

習慣

23

「鎌田式抬腳跟運動」從骨骼開始活化大腦！

透過「刺激骨骼」預防所有疾病！

除了第100頁提到的深蹲之外，還有一項希望大家一定要做的運動，那就是「抬腳跟運動」。雖然動作很簡單，不過效果卻相當驚人，**可以預防骨質疏鬆症、糖尿病、高血壓、動脈硬化及失智症等疾病。這是因為將腳跟猛然放到地面時的衝擊力道，能刺激負責製造骨骼的成骨細胞，製造出強健的骨骼，同時還能預防骨質疏鬆症**。我已經持續做好幾年抬腳跟運動了，目前我的骨骼密度高，是同年齡者的130%，這也是我引以為豪之處。

此外，當腳跟受到衝擊時會分泌出一種名為「骨鈣蛋白」的骨骼荷爾蒙，不僅能製造骨骼，還能發揮**降血壓**與**降血糖**的功效；同時還會分泌出能**預防動脈硬化**的脂連素。

總而言之，做**抬腳跟運動可以預防生活習慣病，讓全身都變得更健康**。

讓大腦的微血管血流更順暢

由於鎌田式抬腳跟運動可活動到有人體第二心臟之稱的小腿肌肉，因此**也能刺激到全身的微血管，讓血液循環變得更好**。

一旦血液流動的狀況變差，本來應該有血液流動的微血管中，就會變得沒有血液流通，引起「血管幽靈化（血管消失）」的現象。透過抬腳跟運動就能解決「血管幽靈化」的問題，同時**改善大腦內部的血流，因此也能達到預防失智症的功效**。

鎌田式　抬腳跟運動

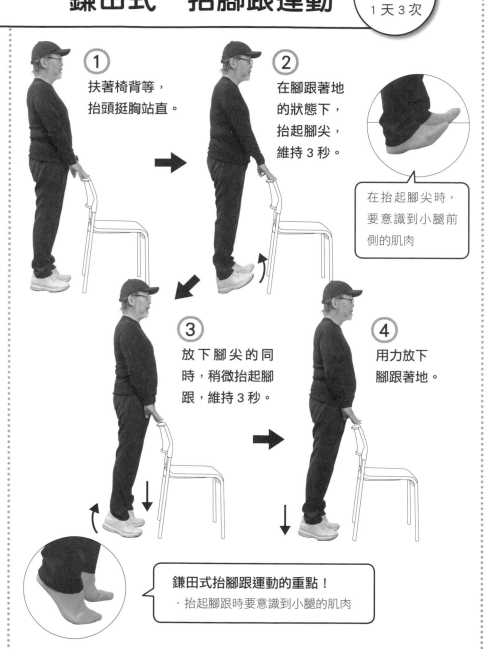

10 次 1 組
1 天 3 次

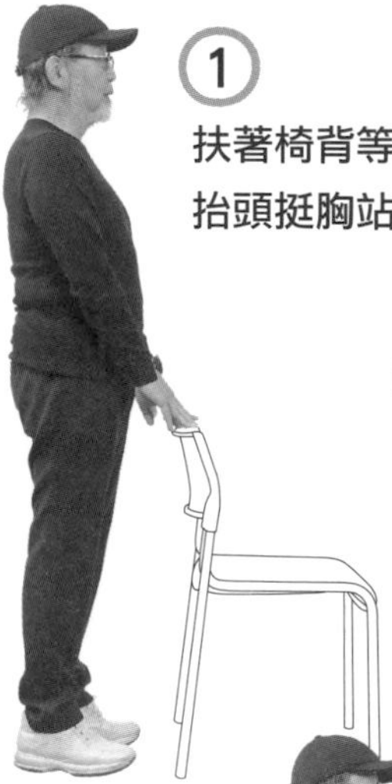

① 扶著椅背等，抬頭挺胸站直。

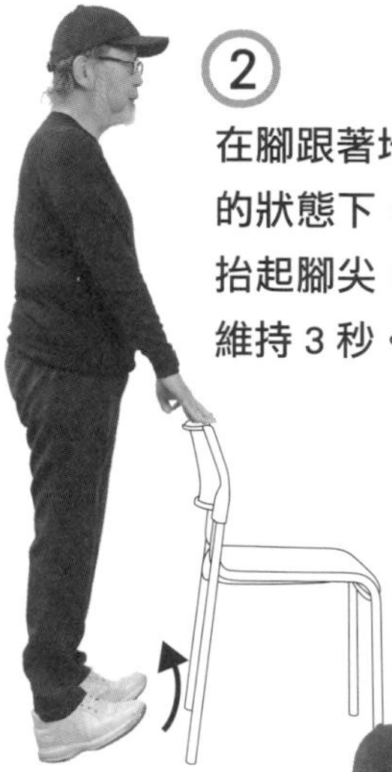

② 在腳跟著地的狀態下，抬起腳尖，維持 3 秒。

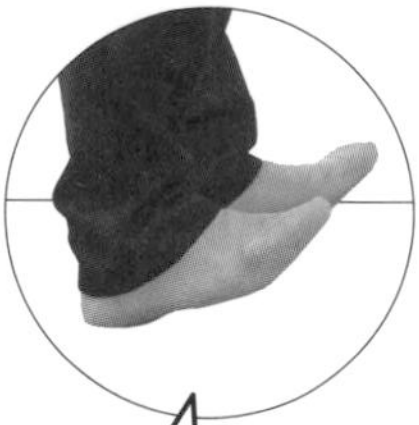

在抬起腳尖時，要意識到小腿前側的肌肉

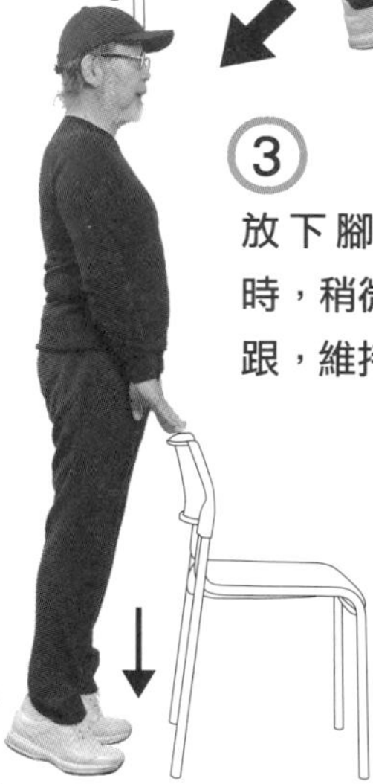

③ 放下腳尖的同時，稍微抬起腳跟，維持 3 秒。

④ 用力放下腳跟著地。

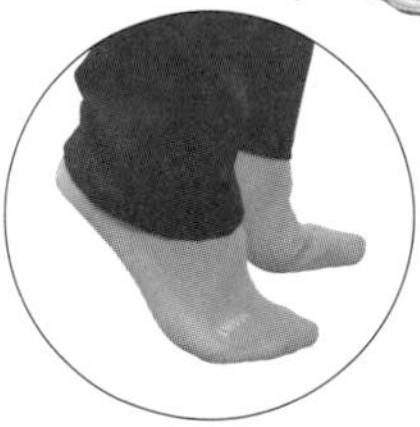

鎌田式抬腳跟運動的重點！

· 抬起腳跟時要意識到小腿的肌肉

習慣 24

「鎌田式伏牆挺身法」輕鬆鍛鍊上半身

只要儀態良好，心態也會變得更積極

我想要特別推薦給平常沒有運動習慣的中老年人，以**牆壁進行伏地挺身的「伏牆挺身法」**。比起要將雙手抵在地面進行的**「伏地挺身」**，伏牆挺身對身體造成的負擔較少，因此即使是對手臂肌力沒有自信的人也能輕鬆做到。

伏牆挺身不只能訓練到手臂肌肉，同時也能鍛鍊到腹肌與背肌。擁有結實的腹肌與背肌，便能確保自己的儀態維持筆直。好的儀態不僅能讓自己顯得年輕，而且在走路時也能讓身體更有律動感，達到全身運動的效果。最重要的是，**儀態良好能讓心態也變得更積極，自然而然湧現出想要挑戰各種事物的心情**。運動與挑戰精神，正是預防失智症不可欠缺的兩大關鍵。

此外，以手臂抵住牆壁時也能活動到肩胛骨與肩關節，能解決肩頸僵硬的問題、並且預防沾黏性肩關節囊炎（也就是俗稱的五十肩）。

以適合自己的負重進行即可

伏牆挺身可以自行拿捏身體與牆壁的距離、以及手伏牆壁的高度等，藉此調整負重。

希望多給肌肉一點刺激的人，可以再往後退一步，讓身體的距離與牆壁稍遠一些。如果這樣還是覺得很輕鬆，不妨可以利用椅子來取代牆壁，試著挑戰「伏椅挺身」。

②

慢慢彎曲手肘，利用自己的體重帶來鍛鍊效果，再慢慢回到原本的姿勢。

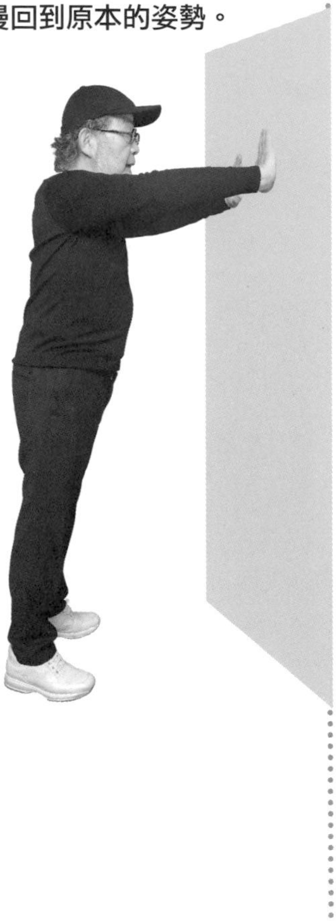

鎌田式　伏牆挺身法

10 次 1 組
1 天 3 次

①

站在距離牆壁約 70 公分的位置，將雙手舉至與肩膀同高，呈八字型貼在牆上（若想減輕負重，可以再靠近牆壁一些，將雙手放在比肩膀更高的位置）。

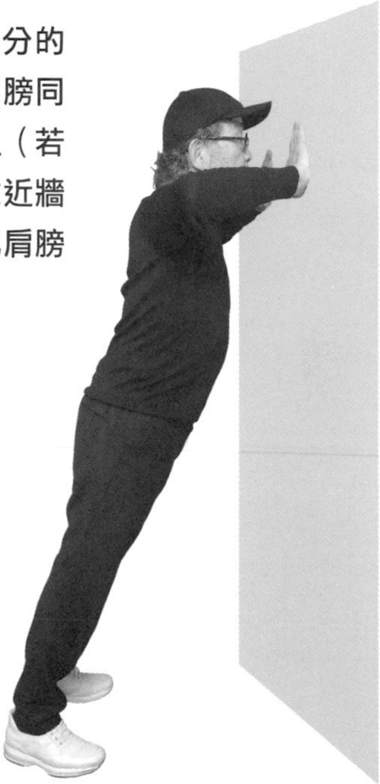

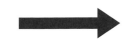

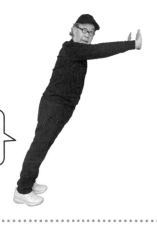

鎌田式伏牆挺身法的重點！

・雙手呈八字型，能更有效鍛鍊到胸肌。

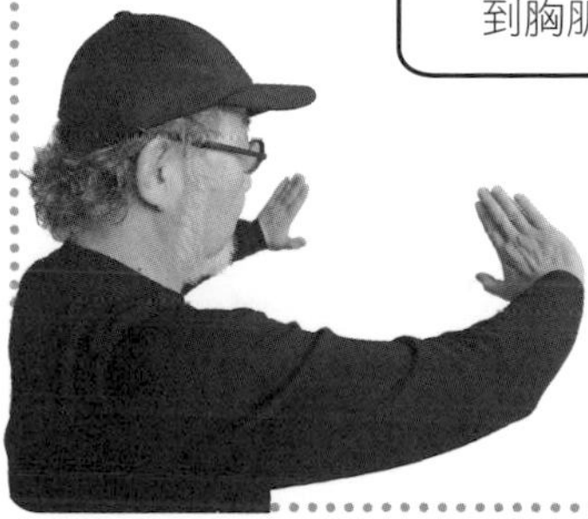

・背肌伸直，意識到背肌與腹肌。

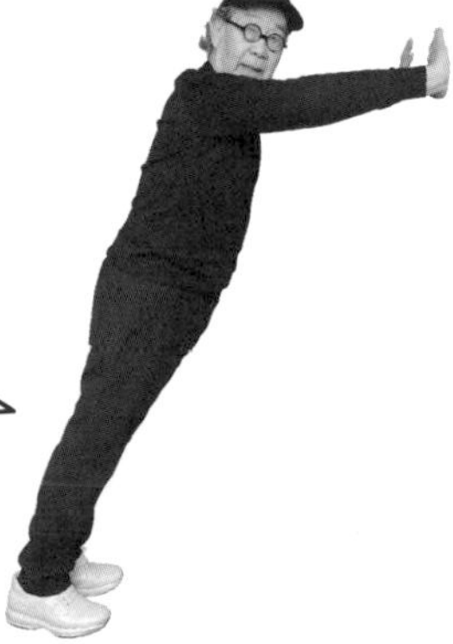

鎌田醫師小叮嚀

將忘記的事情
記錄下來吧！

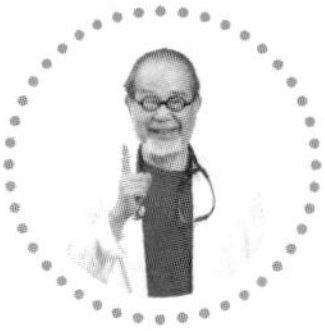

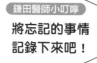

第4章

改變想法與習慣，每天都能「鍛鍊大腦」

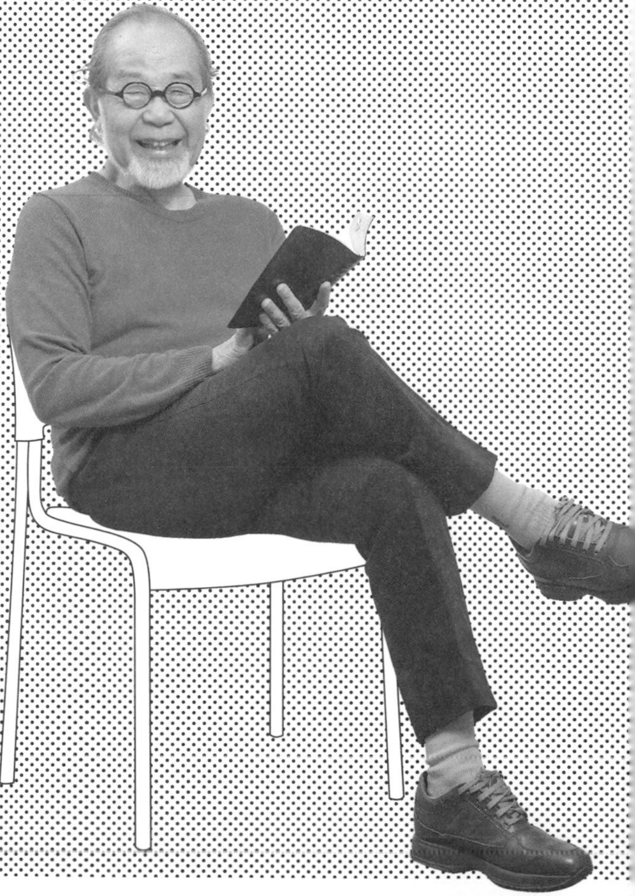

習慣

25 以異於平日的散步、穿搭、旅行，擺脫一成不變

只要改變順序或路線，就能活化大腦！

人活到了某個年紀，無論是飲食內容、穿搭喜好、散步路線、來往對象等等，幾乎都是固定的了。每天的生活都是不費吹灰之力就能辦到的事，連正眼都不必看就能大致上做好，當然也幾乎不會遇到失敗。不過，這樣的生活對大腦而言卻不是好事，因為這樣很可能會使**大腦的思考變得單一化**。

想要活化大腦，最重要的就是要做與平常截然不同的事情，讓自己擺脫一成不變。請大家盡量挑戰嶄新的事物或是以前覺得自己不太擅長而選擇逃避的事情吧！

由於我平時經常飛往日本各地進行演講或採訪，因此幾乎不會過著一成不變的生活。拜此之賜，**生活中有很多事物會讓我感到興奮期待，我認為這對活化大腦也很有益處**。

如果每天都只求日子過得去就好，那就太可惜了！就算只改變一點點心態或習慣也好，請大家盡量帶給大腦更多的刺激吧。

試著改變散步路線

我的朋友永六輔曾說過一句話：「彎過不知名的轉角，就是旅程的開始。」儘管是在早已熟悉的區域，也可以試著走走看與平常不同的路線，一定能為你帶來意想不到的發現。

一旦罹患失智症，空間認知能力就會下滑。所謂的空間認知能力是指對空間的掌握度，確認是否能具體掌握自己位在什麼位置。請盡量想像出立體的地圖，試著前往從未走過的道路探險吧！

在超市購物時也是一樣，不要依照慣例沿著蔬菜區、海鮮區、肉品區……等固定路線，不妨嘗試改變順序，告訴自己今天就從熟食區開始逛逛吧！**只要改變平時習慣的順序，便能提升自己對周遭的注意力與觀察力，重新體會到新鮮感喔！**

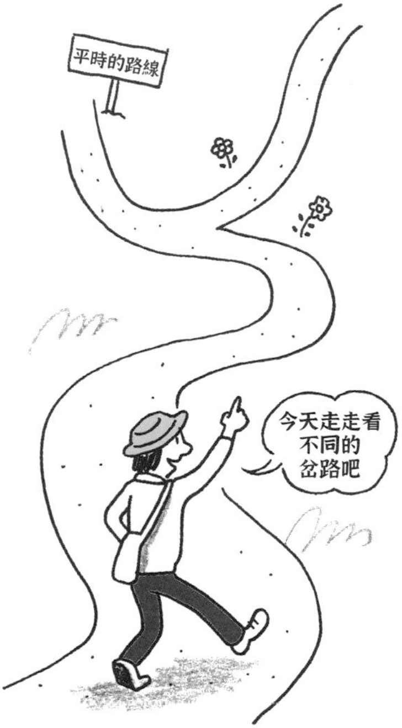

注重穿搭能讓心靈放鬆、拓展自己的行動

在失智症初期或輕度認知障礙的階段，很多人都會顯示出對外表打扮不感興趣的態度。根據南丹麥大學以雙胞胎為對象的研究中指出，**外表看起來比較年輕的那一位，認知功能也比較好。**所以，想要好好打扮自己、讓自己顯得年輕一點，願意用心打理外表的心態非常重要。

自從我持續進行深蹲與抬腳跟運動後，體重減了9公斤，對於服裝的品味也變得不一樣了。以前我總是穿著一點也不合身的寬鬆西裝，自從瘦下來體型改變之後，現在的我更喜歡穿著窄版西裝，還挑戰了難度較高的白色丹寧褲。穿搭造型是一種表現自我的方式。若是能穿出好看的造型，不僅心情會變好，也會讓人想要展開更多行動，例如：「穿這身衣服去美術館」、「上餐廳享用美食」等，穿搭造型就是這樣影響著行為。一般而言，**隨著年齡漸長、容易對任何事都提不起勁，導致行動範圍越來越小。不過，為了保有跟社會的連結，希望大家都能隨心所欲地享受穿搭打扮的樂趣。**

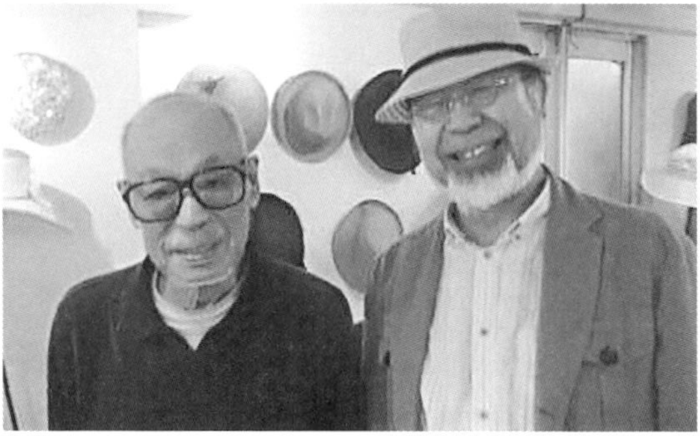

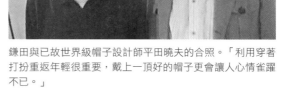

鎌田與已故世界級帽子設計師平田曉夫的合照。「利用穿著打扮重返年輕很重要，戴上一頂好的帽子更會讓人心情雀躍不已。」

以非日常的旅行，改變觀點

前往某地旅行回來後，總會感到日常生活好像有點不一樣了，這也是旅行的樂趣之一。好幾年前我曾經呼籲過患者們「不要放棄旅行」，還親自與生病或身體不方便的人士們一起去旅行。每年2次，前往夏威夷、關島、台灣等地，而且在東日本大地震後，為了賑災而前往東北的團隊中，也有許多身心障礙人士及需要照護的人士一起參與其中。

最有趣的是，每一次參加後都一定有些人的狀況變好了。實際上也有人從長照需要等級5，改善到降為等級3（譯註：日本長照需要等級共分為5級，以輕微到嚴重程度分為1至5，台灣則分2到8等級）。究竟為什麼會產生這樣的改變呢？其中一個原因是，**在旅途中的「愉快」回憶，會轉變為「以後還想繼續旅行」的心願，這麼一來每天的生活都會變得很有目標。**另一個原因則是由**於暫時擺脫了日常生活，便能夠從不同的觀點來審視自己所處的情況或人生。只要改變自己的觀點，眼前看到的風景也會變得截然不同。而旅行就是一種最容易擺脫一成不變的方式。**

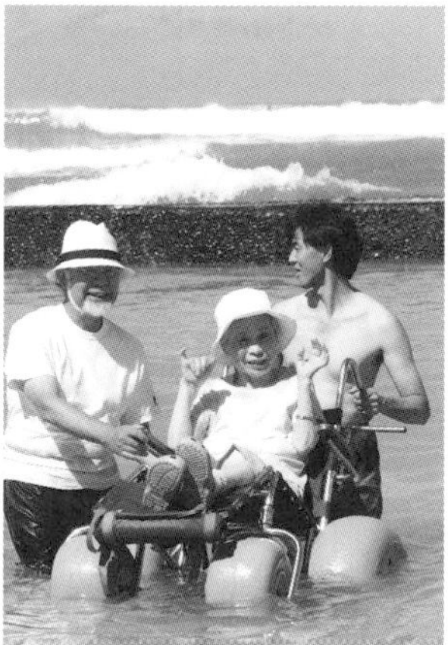

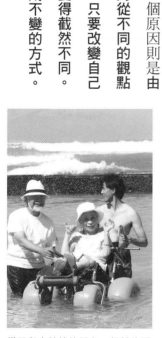

鎌田與坐輪椅的朋友一起前往夏威夷。「就算生病、身體不方便，她也不想放棄旅行、想做的事情及夢想。看到她心滿意足的表情，帶給我很大的力量。」

習慣

26 稍微運動、下廚、收拾，就是最好的大腦鍛鍊方式！

活動身體、也能讓大腦動一動

我從18歲到65歲的這段人生，都持續過著每天早上4點半起床的生活。在前往醫院或工作前，我習慣讀點書、聽聽音樂、或是寫點書稿。睡眠時間為4個半小時。雖然65歲之後為了健康著想，睡眠時間拉長到6小時以上，但早晨做的事幾乎完全沒有改變過。

一起床就能立刻活動大腦的祕訣在於，**一邊活動身體、一邊沐浴在陽光之下**。起床後先做點深蹲或抬腳跟等輕鬆的運動，睡意就能一掃而空，此時腦海裡便會浮現出一些不錯的靈感。與其躺在床上想東想西、試圖喚醒大腦，還不如直接動動身體會來得更有效。**除了做點輕鬆的運動之外，做料理或收拾房間，也非常適合當作是大腦的開機運動。動動身體，開啟大腦的開關吧！**

早上稍微做點運動，能提升認知功能

雖然大家都以為一直待在書桌前，可以提升記憶力與專注力，不過實際上並非如此。

根據澳洲貝克研究所的論文指出，**早晨運動後無論是記憶力、決斷力、專注力等認知功能都會獲得全面性的提升**。不僅如此，若是連續坐著8小時感到認知功能下滑時，只要偶爾起來做3分鐘的小運動，便能使短期記憶力明顯提升。希望大家都一定要試試。

建議**大家早晨起床後就做點輕鬆的小運動**，不僅能讓身體做好準備，也能成為大腦的開機運動。除了在本書第3章中介紹過的快慢交替步行、深蹲、抬腳跟運動之外，也不妨做點健康操或瑜伽等自己喜歡的運動。

此外，平時工作型態是辦公桌前久坐的人，**建議每1個小時都要站起身1次，花3分鐘的時間動動身體**。這樣不僅能加強短期記憶，也能預防心臟與血管方面的疾病。

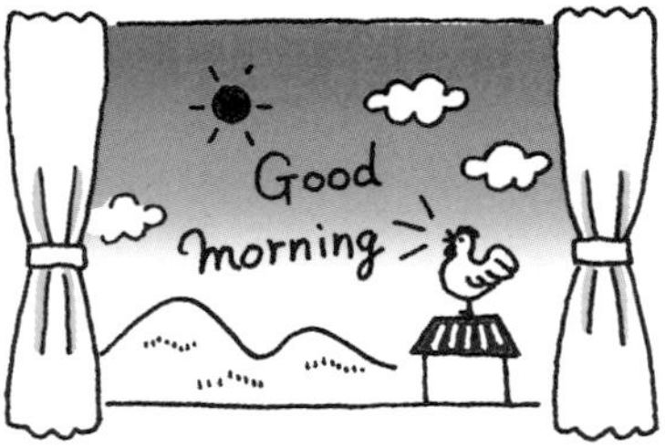

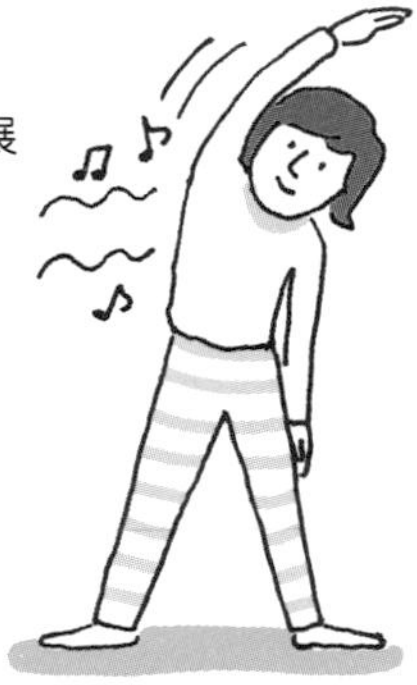
健康操、伸展

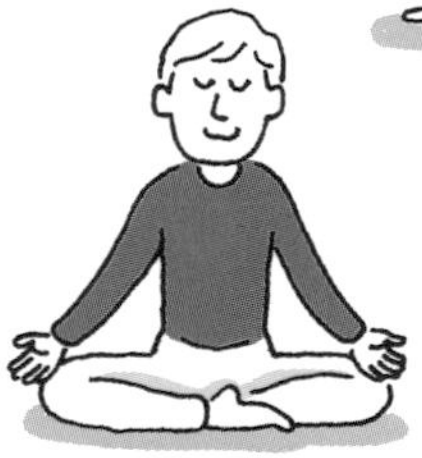
瑜伽

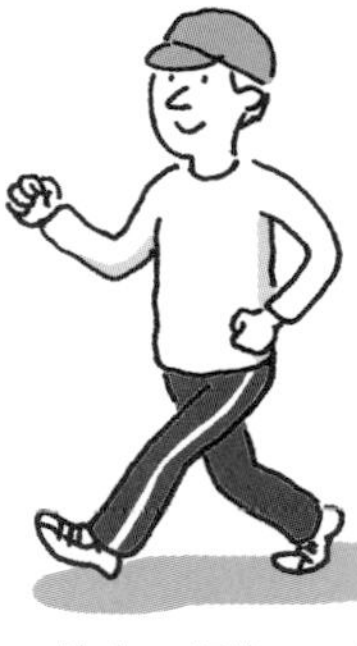
快走、慢跑……等

將複雜的料理步驟分階段進行可鍛鍊到前額葉皮質

下廚必須經過挑選食材、洗淨、切割、烹調、盛裝等流程，一一解決各個步驟的同時，還得同時進行好幾項作業才能完成。若是熟練的主婦，還能在兼顧烹調的同時，一邊整理使用過的砧板、鍋具與湯杓等，遊刃有餘地面對極為複雜的工程，真令人佩服。**據說動手做料理可以活化大腦前額葉皮質**。前額葉皮質是掌管思考、判斷與行為的區域，像是「思考」、「記憶」、「生出靈感」、「掌控情緒」、「溝通」、「運用學過的知識」、「專注」、「產生幹勁」等，發揮非常重要的作用。

在第2章介紹過幾道即使是料理初學者也能做得出來的「簡單方便健腦食譜」。就算你從來沒有做過料理，也一定要試著挑戰看看。

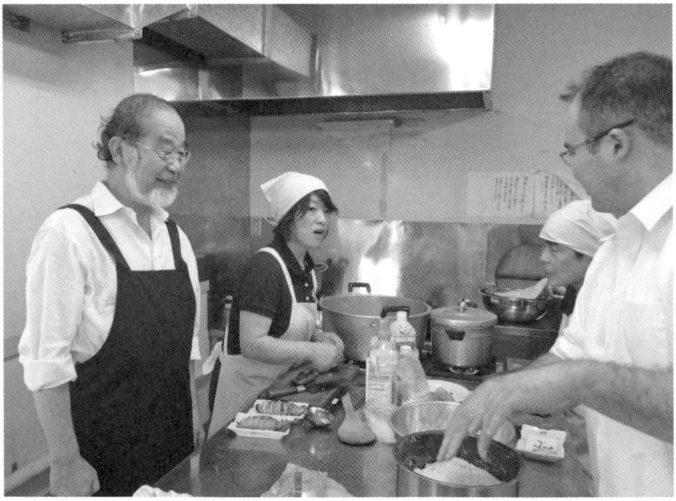

鎌田與長野縣茅野市飲食生活改善促進委員一起做料理。
「大家一起動手做、再一起享用料理。好玩、美味又健康！」

整理家裡能讓心情變得更積極

收拾整理環境，必須重新分類物品、並將物品放到固定的位置，在過程中反覆判斷自己需不需要這些物品，仔細管理物品讓日常生活過得更順暢。**一旦罹患失智症，由於收拾整理物品所需的判斷力與記憶力都會降低，家裡自然而然就會變得亂七八糟**。

我平時不僅經常收拾自己的房間，也不忘整理資訊。當我在報章雜誌上看到有用的資訊時，就會直接剪下來，放進透明資料夾裡保存。世界各地的醫學論文、或是感覺有一天會派上用場的資料，我則會複印下來，依照不同主題收在書架上。隨時收拾整理物品是我的習慣，因為只要房間裡乾淨整齊，心情就會變得積極樂觀。若是一次就想將整個房間收得一乾二淨，很難長久維持下去，建議可劃分出較小的空間範圍，例如今天收書桌、明天收書架等，每天都動手整理一點點區域，也可以順便當作是大腦的開機運動。同時也別忘了**經常找出珍藏的回憶，把回憶寫下來或說出來也能預防失智症**。

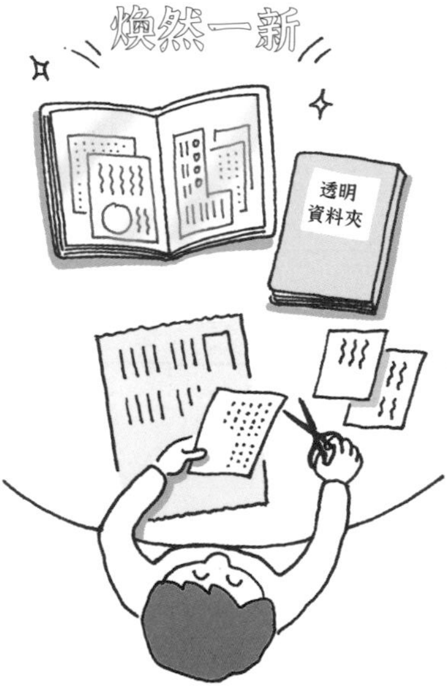

享受不方便的生活，預防「數位失智症」

隨著電腦與智慧型手機的普及，生活變得越來越方便，但另一方面也讓人類原本擁有的能力漸漸流失，不見得全然都是好處。

舉例來說，現在就算不記得當天該做的事、熟人的電話號碼、文字寫法等，也不會對日常生活造成不便，只要使用電腦或手機就沒問題了。即使有什麼不知道的事情，也只要隨手搜尋一下就能輕鬆獲得資訊，各式各樣的資訊與見解輕易地攤在眼前，於是再也不需要深入思考，只要直接接受資訊就行了。

由於40歲左右的年輕世代早已深入浸淫在這樣的現代生活中，似乎已經開始出現了明顯的健忘傾向，我們稱之為「數位失智症」。**一旦得了數位失智症，不僅是記憶力而已，連計算能力與注意力都會隨之下滑**。雖然大部分人的症狀都比較輕微，像是想不起來某位明星的名字等，不過其中有超過1成會成為真正的早發性失智症，比例非常驚人。

為了預防數位失智症，建議大家**遇到問題不要立刻上網搜尋，需要計算數字時也盡量用心算的方式，從平時開始給大腦帶來刺激**。

我自己也會突然想不起某個人的名字，而且這樣的情形越來越頻繁。這種卡在嘴邊說不出來的煩躁感，也請當作是大腦正在努力回想的證明，以正面的態度接受，盡量靠自己的力量回想起來。

近年來家電產品也做得越來越方便了，甚至還能植入人工智慧，自動打掃環境。這些節省下來的時間，不妨做些運動活動身體，或是做自己有興趣的事、加入志工活動等，讓這些時間過得更有意義。不過，如果不想這樣做的話，那我反而會建議大家**不妨試著過看看不方便的生活**。**不要任何事都交給機器代勞，可以試著在大腦裡先規劃好工作順序**。舉例來說，**煮飯刻意不使用炊飯鍋，使用土鍋等傳統鍋具炊飯，或是在記帳時刻意不使用計算機等等**。這樣不僅能刺激前額葉的工作記憶功能，還能培養自己按部就班工作的能力。請大家找出自己在日常生活中就可以做到的事，每天維持下去吧！

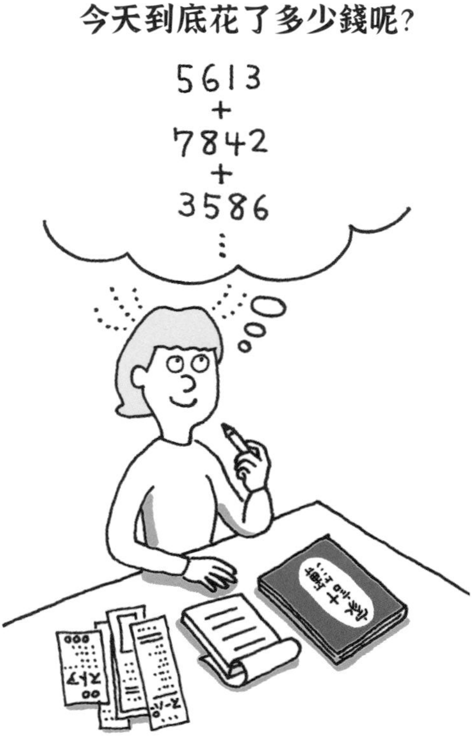
今天到底花了多少錢呢?
5613
+
7842
+
3586
…

習慣

27 每天享受報紙、書籍、電影與音樂，以聲音或文章來表達感動

要有意識地輸出資訊

現在社群媒體非常風行，無論是雞毛蒜皮的日常瑣事或社會大事，都會有許多人將自己的意見發布在社群網站上。不過，那些真的都是那些人自己的想法嗎？對此我不禁感到懷疑。在有如滔滔江水般的大量資訊中，其實很多人都沒有經過思考就全盤接受、以為自己已經全面了解透徹，看到別人的意見就直接囫圇吞棗。

要順利活在資訊社會之下，最重要的就是要用自己的頭腦仔細思考。吸收了資訊之後，也要能整理資訊、再以自己的方式表現出來，兼顧吸收與輸出，才能活化大腦。

有非常多人平常沒有機會可以輸出資訊，或者是沒有經過深思熟慮後就輸出資訊。建議大家可以在與朋友或家人聊天時，練習以自己的方式將先前吸收的知識說出來。

此外，**藉由文章、聲音、歌聲或樂器等表現自我也非常重要**。我從2003年起，就開始在NHK的廣播節目《生命的對話（暫譯）》、其後在文化放送廣播電台的《禮拜天不用努力（暫譯）》等節目中，持續以聲音來輸出自己的想法。最近我在廣播節目

中，分享了我前往車諾比為孩子們進行診療的事，還以俄語唱了當時學會的俄語歌曲〈喀秋莎（俄語：Катюша）〉。

趁著心情激昂時寫下對書籍或電影的感想

閱讀可以激發好奇心，讓自己看到新的思考方式與價值觀。**養成一天閱讀15分鐘的習慣，可以帶給大腦很好的刺激**。我很喜歡閱讀各種領域的書籍，而且**讀完後一定會寫下讀後感想**。我不只喜歡讀書，也很喜歡看電影與戲劇，每年還會固定觀賞舞台劇，並寫下感想，此外，我每天都會在我的部落格「八岳山麓日記」書寫文章，其中就發表了370本以上的讀書心得與超過450部的觀影感想。一旦產生想要寫感想的念頭，就會更專注於書本或電影的內容，事後撰寫感想時也能獲得更大的感動，連帶爬梳故事內容。而最重要的就是要趁著心情激昂時寫下感想。建議大家不妨製作一本自己專屬的「讀書筆記」，以手寫的方式寫下感想吧！

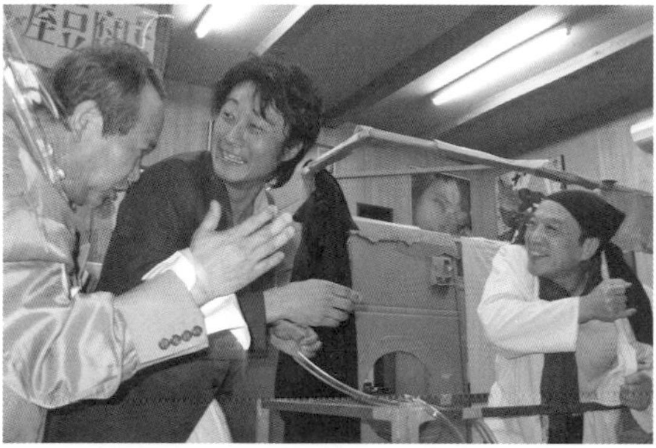

鎌田去參觀唐十郎的劇團排演現場。「敞開胸懷享受人生的人都健康又長壽。希望大家都能好好享受戲劇、音樂會、電影等帶來的樂趣。」

唱歌、演奏樂器是能刺激大腦的協調運動

所謂的協調運動指的是同時做兩件事以上的活動，這樣的活動能夠活化大腦，音樂就是其中一種。身體配合音樂節奏而擺動、演奏樂器、一邊想著歌詞與旋律一邊歌唱等，**音樂的各種要素都能刺激到大腦的許多部位。**

不僅如此，**聆聽音樂能讓心情變得穩定下來、心靈獲得感動。而且聽到熟悉懷念的音樂，也會同時喚醒深藏已久的記憶**，大家應該都有這樣的經驗吧！在治療失智症患者時，我們也會採用「音樂療法」，這正是著眼於音樂的整體作用，企圖活化失智症患者的大腦、讓患者的心靈獲得平靜。

我的一位朋友佐藤雅彥先生，他在50歲時被判定罹患早發性阿茲海默症，之後他開始學習彈奏鋼琴。經過不斷地練習，他甚至還在鋼琴發表會上彈奏一曲。他表示：「我不會因為一開始做不到而放棄，只要我一有想要達成的目標，無論如何都會先挑戰看看。」看到他努力的身影，讓我覺得我也要好好努力，不能輸給他才對。

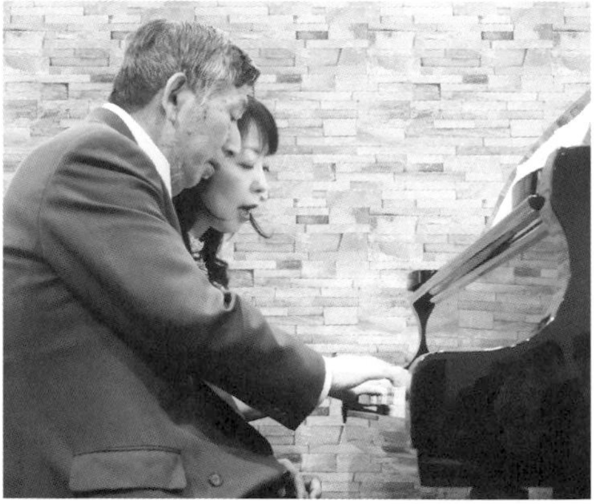

正在彈奏鋼琴、活出積極人生的佐藤雅彥先生。「千萬不要認為得了失智症就什麼都不能做了，絕對沒這回事。看到他的生活態度，讓我感受到生命的可能性。」

默記名言佳句、令人感動的文章

只要在書上或電影裡看到我覺得不錯的字句，我就會用紅筆畫線、或是書寫在筆記本裡。我會刻意每週都記住一句喜歡的俳句、偉人名言、電影台詞等，這麼做也能讓心靈變得更豐富。我從年輕時就很喜歡詩詞，許多詩句多讀幾次之後，就能自然而然記在大腦裡，像是田村隆一的〈歸途〉這首詩。「我不記得那些言語／如果能活在沒有言語的世界／所有意義皆不成意義的世界裡／那該有多好呢。」我偶爾會想起這首詩，默默咀嚼其中的深意。

我很想要像這樣留下一些文字，因此在今年於佐賀市成立了在地圖書館（譯註：在咖啡店、辦公室中的空間內展示圖書，讓到訪者自由閱讀、透過書本而展開對話的空間）「鎌田文庫」，裡面放著我推薦的繪本、攝影集、詩集等，讓更多人認識鎌田的文字世界。我在寫這本書時，也一邊思考著與失智症共存的人生究竟是如何，同時想著這首詩。**就算失智症患者已經失去了言語的世界，但還是能生活在從前那個能自由掌控言語的豐富世界裡。**我是這麼認為的。

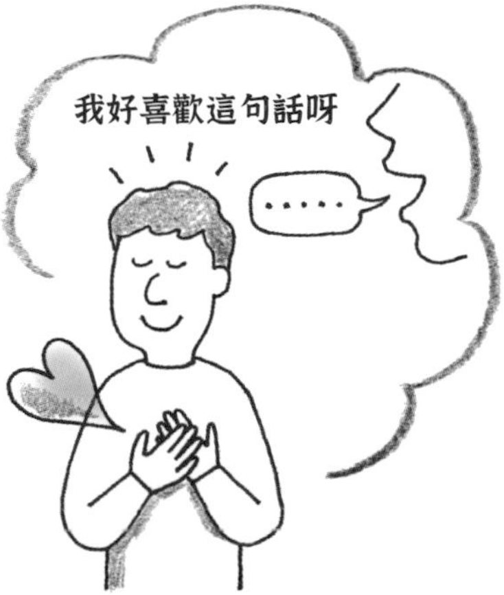

習慣 28

千萬不可有氣無力！要堅持做有趣、喜歡的事

冷漠會使大腦機能下滑

冷漠是失智症常見的症狀之一。對任何事情都不抱關心，活得有氣無力。人類必須要有想要做某件事的企圖，才會開始展開行動，因此**若是做事的意願低落，身體的活動也會減少、同時大腦機能也會跟著衰退**。根據研究報告指出，大約有一半的失智症患者會出現對事物冷漠的現象。所以我決定一定要充滿好奇心地活著。

另一方面，人類也會一頭鑽進好玩有趣、喜歡的事情裡，在做這些事情時甚至會渾然不覺時間的流逝；反之，對於不喜歡的事情則無法提起興致，我認為應該要盡可能避免做這些事，因為大腦是非常誠實的。

為了不讓自己陷入冷漠的狀態，平時就應該多做能讓大腦感到喜悅的事。大腦會在做好玩有趣、喜歡的事情時提高專注力，受到感動時更會留下深刻的記憶。

用笑容為自己帶來好心情

由於在笑的時候會吸入大量空氣，能讓呼吸變順暢，同時也能刺激到腹肌與胸肌。人一笑、整個「場域」的氣氛就會變好，讓人們樂意聚集過來，開心的事情也會變多，使大腦感到喜悅。笑，絕對是好處多多。

調查高齡者的健康狀態後，得知越常笑的人、對自己的健康狀況評價越高。也許大家會認為自我評價不足採信，不過這是誤解。只要**真心認為「我精神很好」、「今天狀態絕佳」，那麼身體真的會運作得充滿活力。實際上，針對健康狀況自我評價越低的人，長期臥床的比率與死亡率就會越高**，因此自我評價是非常重要的指標。我每天起床做完深蹲與抬腳跟運動後，都會在整理儀容時對自己微笑，這並不是為了別人展現出的笑臉，而是為了取悅自己的笑容。只要心情變好，做任何事都能湧現出勇往直前、積極挑戰的態度。請大家也一定要試試看！

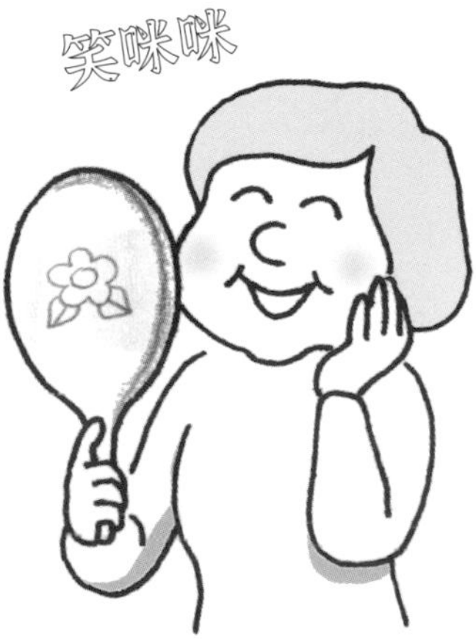

設定完成期限，提升整體效率

該做的事情一點都沒做，一轉眼一天就過去了……，大家應該都有這樣的經驗吧！**尤其是並沒有特別在忙什麼事情、卻什麼事都沒做的話，就很有可能是因為對時間的感覺已經變遲鈍了。**

請大家試著回想看看學生時期的考試吧！雖然小考可能只有短短10分鐘，在這段時間內卻會特別專注；工作時也是一樣，如果是什麼時候交出去都無所謂的工作，應該會遲遲提不起勁去做，不過若是被要求要在明天之前交出去的話，就可以非常有效率地完成工作。每天的生活也是一樣，只要設定好完成期限，其實出乎意料外地可以做到非常多事。像我平常就會規定自己要在通勤時間內校稿、或是讀完某一本書等等。

另一方面，大多數路易士體失智症的開端就是對時間的感覺變得遲鈍。因此請大家要經常留意今天是幾月幾號、星期幾，試著不看時鐘推測現在大概是幾點，培養自己對時間的敏感度。

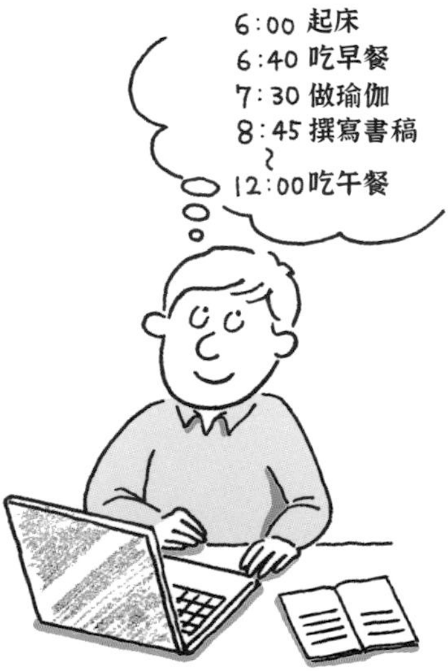
6:00 起床
6:40 吃早餐
7:30 做瑜伽
8:45 撰寫書稿
~
12:00吃午餐

以感官來體驗四季的遷移

一旦罹患失智症，對於時間流逝與季節遷移的感受便會大不如前。當症狀越來越嚴重時，也可能會在半夜出門、或是在盛夏中穿著冬季厚外套等。

請大家以感官深切地體驗時時遷移變化的季節吧！**可以試著以畫畫、寫詩、照相等各種方式，來幫助自己掌握每個季節的樣貌。**

每當我回到茅野市時，我常會開著敞篷車走前往蓼科的山路，感受山林從青綠轉為深綠，接著變化成紅葉、再全數落下只剩枯枝。光是親身感受到這種大自然的遷移，便能令人感到煥然一新。此外，我也很喜歡在冬天享受滑雪的樂趣。由於滑雪的姿勢彷彿是抱住大腿一樣，因此能夠刺激到大腿的肌肉，是一種非常好的運動，而且也能讓人在運動的同時接觸大自然，這也是滑雪的優點之一。耳邊穿過疾風的聲音、搭纜車上山時陽光灑落的氣味等，都能讓人細細品味。**為了讓自己更能察覺出每個季節的微小表情，更應該仔細訓練感官，讓自己的感受更清明。**

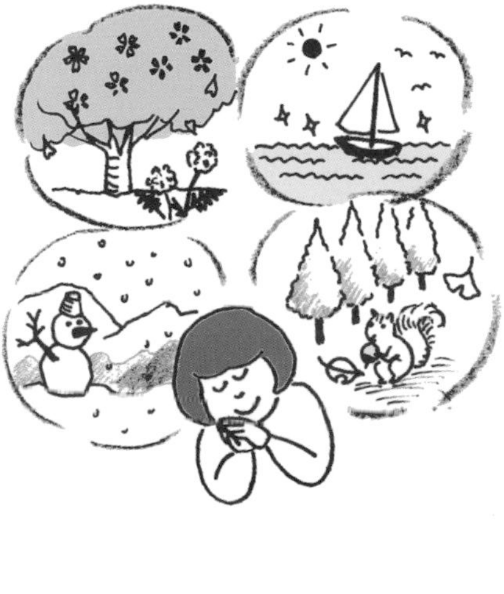

以良好的「聽覺」提升專注力

隨著年齡增長，會漸漸聽不清楚細微的聲音與高音，原因就在於耳朵內部將聲音轉換為電訊號的細胞，會隨著年齡而逐漸減少。

目前已經得知，**老年性重聽會使罹患失智症的風險加劇。當聽力下滑，大腦受到的刺激也會變少，記憶力自然也會越來越差**。此外，聽力不佳也會使得人與人之間的溝通不順，讓人變得越來越封閉。

若是曾被家人說過：「電視聲音開太大了。」就一定要前往耳鼻喉科就診諮詢。如果有需要的話就使用助聽器，**幫助維持正常的聽力，也能達到預防失智症的功效**。

只要聽覺正常，隨時都能側耳傾聽風聲、海浪聲、雨聲與焚火聲等這些被稱之為白噪音的聲音，**據說聆聽白噪音比起寂然無聲更能提升專注力**，也可以預防重聽。我本身也經常利用智慧型手機的應用程式來聆聽白噪音。

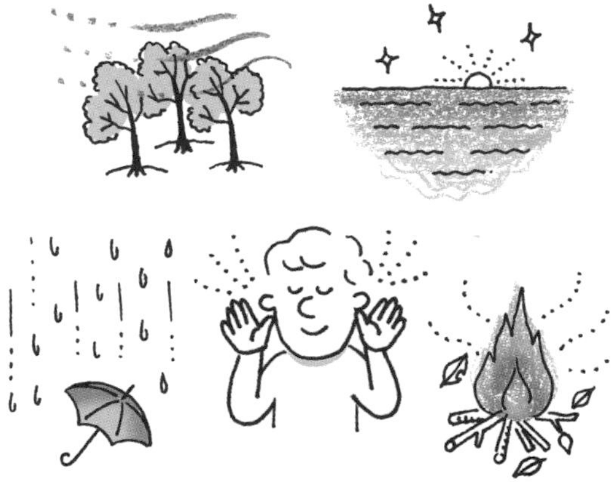

多讚美自己、提升幹勁

雖然大家都說多稱讚小孩可以幫助小孩成長，不過我覺得**稱讚自己也非常重要**。請大家試著每天都找出一個地方來稱讚自己吧！光是「今天做了深蹲」、「沒有浪費」也好，而就算浪費了，也可以告訴自己：「這是人生中必須的奢侈，做得好。」因為肯定自己是非常重要的一件事。

在稱讚自己時，**不只要以言語來稱讚，若能同時用某些事物「犒賞」自己會更有效**。舉例來說，像是「連續一週快走、沒有半途而廢的話，就去看一場電影！」、「若能持續做這件事做一個月，就買一雙時髦的鞋子吧！」等等。

只要準備好犒賞自己的獎勵，即使是感覺有點困難的事情，也能變得比較容易持續執行。這是因為**大腦中有所謂的獎勵迴路**，**一旦受到讚美、獲得獎賞時，就能讓人變得非常有繼續努力下去的動力**。雖然我這陣子記憶力變得比較差了，不過判斷力與應用力卻比以前更好，我就會以這方面多讚美自己。

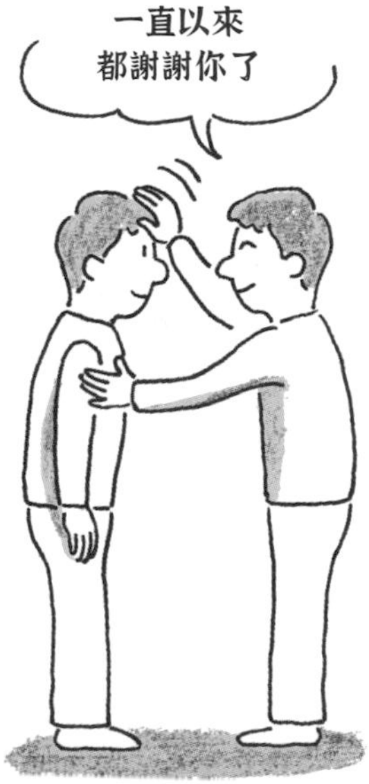

習慣

29 活用報紙、投身志工活動——找到自己的定位與生存價值

平時就與身邊的人建立良好的互動，無論活到幾歲都要保持與社會的連結，是預防失智症非常重要的一環。

預防社交孤立

英國的東英吉利大學研究團隊指出，**若與子女及配偶的關係良好，罹患失智症的機率會下降17%；要是人際關係不佳的話，則會上升31%**。因為人際關係不佳的話，很容易陷入孤立、孤單的情境，這會對心理造成壓力，進而提升罹患失智症的風險。

此外，比起幾乎沒有社交的高齡者，**積極參與社會活動的高齡者，大腦內部累積的乙型澱粉樣蛋白**（譯註：在阿茲海默症患者大腦中會發現的乙型澱粉樣蛋白斑塊主要成分）**也比較少**。

目前在各地都有成立專為高齡者設計的社交環境，可以預防高齡者可能面臨的社交孤立問題，進一步避免陷入長期臥病在床的局面。建議大家在**身體還很硬朗的時候，多**

投入己身的興趣、學習各種事物，或投身志工活動等，找出讓自己與社會產生連結的方法，才是避免罹患失智症的最佳手段。

關心社會上發生的事

前述曾提到罹患早發性阿茲海默症的佐藤先生（第122頁），除了刻意去做自己想做、喜歡的事，讓自己保持好心情，同時也為了不讓自己的眼界變低，他每天都會要求自己閱讀報紙。認真讀報紙其實是很花時間的一件事。**只看大標、或只看自己想看的報導也無妨，又或者挑選出3則自己想看的報導仔細閱讀，應該也會很有樂趣。我自己的作法則是每天從報紙中選出4個單字背起來**。

佐藤先生被診斷出罹患早發性阿茲海默症至今已經16年了，現在他依然每天都過著很有挑戰性的日子，症狀惡化的速度也很慢，我認為這都是因為他保持著對社會的關心、持續與社會有所連結的緣故。

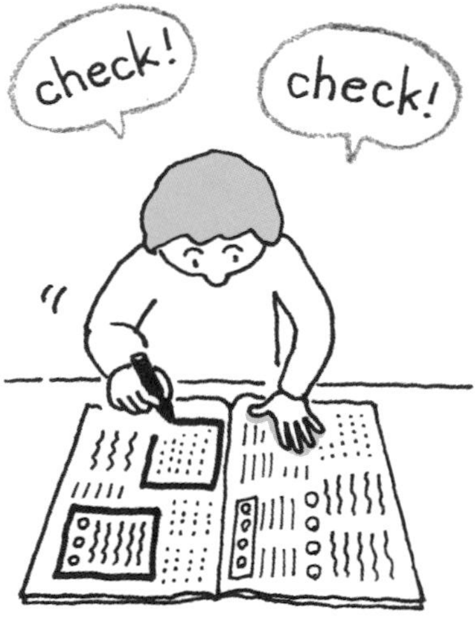

透過志工活動培養想像力

我時常會前往車諾比及伊拉克等地，支援小兒癌症與小兒白血病等兒童醫療活動。每天持續面對各種不同的挑戰，這樣的日子我已經持續了將近30年。

蘇黎世大學發表的論文中指出，**奉獻精神較高的人或會為他人著想的人，大腦中顳葉的腦細胞較多。**顳葉是負責理解語言、判斷事物與掌管情感的部位，跟掌管記憶的海馬迴也有所連接。

我透過志工活動學習到的是「設身處地」為別人著想。要設身處地為他人著想，最重要的就是想像力。不僅如此，若要做出符合對方心意的支援行動，則更需要同理心。

在伊拉克的難民營中，我遇見了許多因恐怖攻擊而無法住在故鄉的敘利亞人及庫德人。許多人好不容

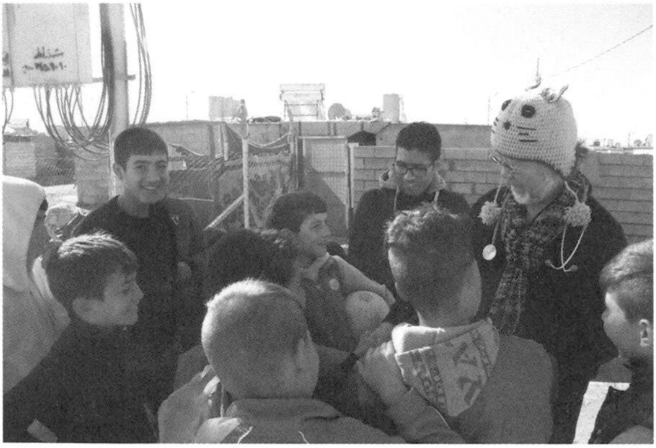

鎌田在伊拉克難民營中參與的志工活動。「打造健康的身體並不分國境、也沒有言語的障蔽。希望藉由健康的身體、心靈、飲食，在全世界散播健康與笑容。」

易從生死關頭中逃過一劫，卻因為逃難的壓力而罹患高血壓，或感覺到身體有許多病痛。

我會對這些災民演講，告訴他們該如何守護自己的健康。每到演講的尾聲，我都會請大家一起站起來，跟我一起做深蹲與抬腳跟運動，做完後整個氣氛都會變得和緩不少。即便是在一開始覺得有些距離感的人們，到了此時也會笑顏逐開、變得容易親近許多。

原本語言及文化都大相逕庭的人們，在這裡成了彼此珍貴的朋友。我現在的目標就是要盡量維持可以為病患進行診察的認知功能與體力，即使到了80歲依然能繼續前往難民營幫助災民。雖然這原本是為了救助車諾比及伊拉克孩子們的性命，才開始進行的活動，但在不知不覺中，反而成了我生命與健康的最大支柱，我由衷感到感激。

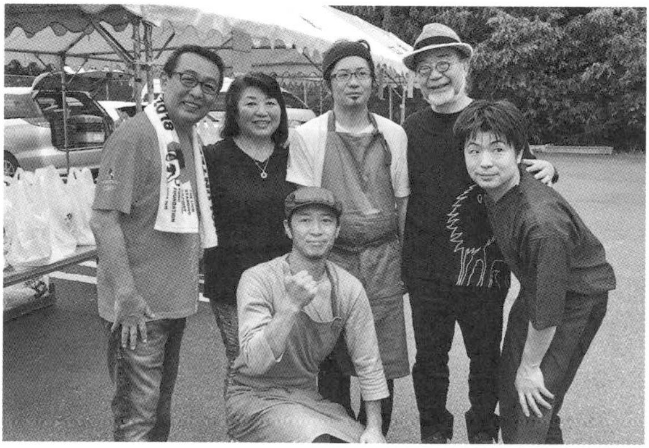

鎌田與佐田雅志持續進行賑災活動。「只要一看到因人為紛爭或大自然災害等原因而頓失依靠的人們，我就會希望自己可以稍微幫上一點忙，立刻前往當地救援。」

了解自己的定位與生存價值
感受助人的喜悅

人類是社會性動物，比起為了自己做某件事，為了別人更容易持續去做、而且會更有成就感。這是因為**幫助別人所獲得的喜悅，可以活化腦部的緣故**。

這點即使罹患了失智症也不會有所改變。在某間由失智症患者組成的咖啡店中，讓每一位失智症患者發揮各自擅長做的事，例如：「擅長烹飪」、「很會磨刀」、「可以搬運咖啡豆」等，每個人都在這間店裡充滿活力地工作著。

另一方面，現在也有越來越多人公開自己罹患失智症，在演講中與大家分享自己的經驗、或是接受一對一的諮詢。名古屋的「Orange Door Moyakko 名古屋」（譯註：每個月一次，在名古屋西區區公所開設

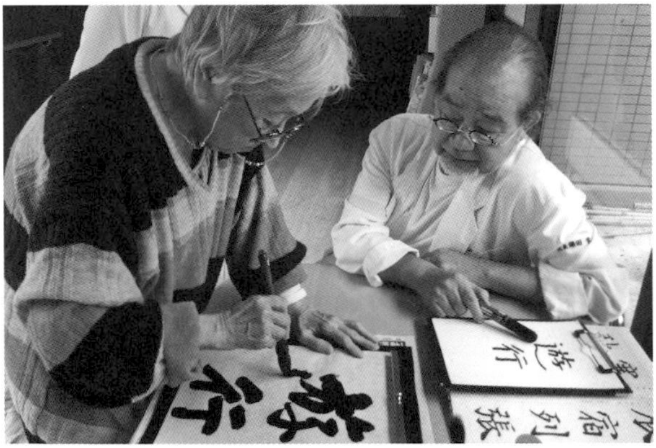

鎌田請罹患失智症的書法老師幫忙寫了「遊行」這兩個字。「雖然筆順有些失誤，不過她依然寫出了滄勁有力的毛筆字。在腦海中思考著整體的平衡，而專注在手中毛筆上的書法，可以幫助活化腦部。」

的失智症對談窗口）負責人山田真由美，抱持著**「就算罹患了失智症、還是可以幫助別人」**的想法，持續展開關於失智症的活動。

最近我懷疑自己的工作記憶、也就是所謂的短期記憶似乎出了問題。我想這可能是輕度認知障礙（MCI）的前一個階段，促使我下定決心要更積極地生活，因此成立了地區整體照護研究所，並擔任所長的工作。我也與年輕人一起買下醫院，開始經營醫院。去年我買下了700坪的土地，打算在今年設立失智症咖啡廳與兒童餐廳。

像是每年定期醃漬梅干，或是將家門前的馬路打掃得乾乾淨淨、念繪本給孩子們聽、調查自己所在地區的歷史等等，無論是什麼都好，**只要能持續去做自己有興趣的事，並與別人一同分享，就是非常了不起的事。**

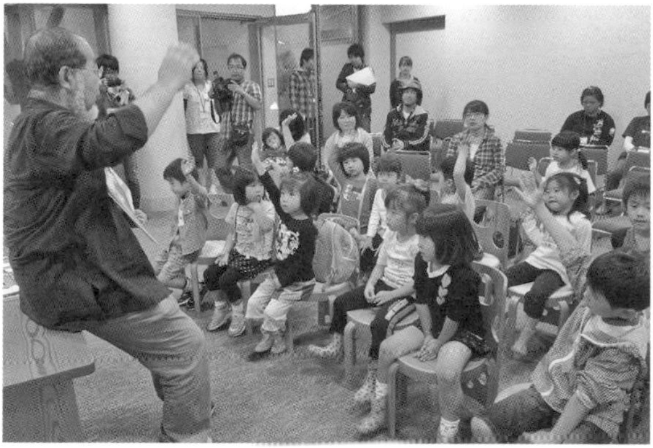

鎌田在福島縣南相馬市念繪本給孩子們聽。「繪本的字裡行間描繪著人生中許多重要的事。念繪本可以帶給我孩童時期純真雀躍的情感、以及全新的視野。」

結語

即使罹患了失智症，還是能過著幸福的生活

某天走在東京車站時，忽然有人叫了我一聲：「鎌田醫師！」回頭一看，有一位以前曾見過的男性對著我微笑。

咦？究竟是誰呢？明明記得以前曾見過面，但名字卻怎麼也想不起來。我感到焦急不已。

「您還記得我嗎？」

這位仁兄流露出從容不迫的神情，他就是罹患早發性阿茲海默症的佐藤雅彥（第122頁）。

佐藤先生在50歲那年被診斷為早發性阿茲海默症，在那之後已經過了16年，他時時刻刻都抱著強烈的信念度過每一天。他最注重的就是不要封閉自我。佐藤先生每天都會

出門散步、前往美術館等，刻意製造與人群接觸的機會。他甚至還會查詢我的演講場次，特地轉乘電車來聽我演講，聽了好幾次。

至於健忘的症狀，他則利用智慧型手機的鬧鐘與平板電腦來解決。舉例來說，在搭火車時他會設定鬧鐘，免得自己忘記下車。當他想不起來熟人的名字時，他會打開智慧型手機，查找以五十音為順序製作的友人名單。為了以防萬一，他也在脖子上掛了一張卡片，上頭寫著「我是失智症患者」，要是真的遇到需要求助的時刻便能派上用場。

佐藤先生表示：「罹患了失智症之後，雖然做不到的事情變多了，不過也還是有許多自己做得到的事。」、「我會相信自己的能力好好活下去。」

罹患失智症後，他才首度學習彈奏鋼琴，經過不斷的練習後，在成果發表會上與鋼琴老師一起表演了四手聯彈；同時他也沉浸在繪畫的樂趣之中，甚至還在平時前往的照護機構中奪得獎項。在去年過年時他寄給我的電子郵件中，他寫道：「我在今年年初設立的目標已經全部達成了，真是美好的一年。」完全能讓人感受到他每天都過著充實的生活。他並不眼高手低，而是透過建立每一個微小的目標，讓自己沉浸在成就感之中，並且把眼光聚焦在自己喜歡、覺得有趣的事物上，身體力行認真實踐的模樣，讓我非常感動。

佐藤先生的生活方式，與這本書談的預防失智症方法有許多異曲同工之處。他不僅挑戰鋼琴與繪畫等全新的事物，每天也不忘閱讀報紙關心社會，並積極外出以維持與社會的連結。外出不只能讓身體動一動，在精神層面上，也能預防產生孤立感。

雖然這本書洋洋灑灑寫的都是我為了預防罹患失智症而採取的實際行動，不過，我認為即使已經罹患了失智症，這本書一定也能幫助減緩病程進展的速度。

過了70歲之後，雖然我看書的速度變慢了、偶爾也會突然想不起人名，不過即使到了人生的第四樂章，我依然希望我可以充滿活力地享受人生直到最後，瀟灑迎接生命的尾聲，因此只要是可以做到的範圍內，我都會盡力去做。充滿活力把握當下、瀟灑面對死亡，就是我的座右銘。我希望可以盡可能把真正對身體與心靈都有幫助的事物及正確資訊傳達給每一個人。

在我的讀者中，也許有些人會認為「一旦罹患失智症就完了」。不過，要是誤以為「失智症＝什麼事都做不了的廢人」，那可就大錯特錯了。

就算大腦有部分機能受損，還是有很多事可以憑一己之力完成。靈活運用目前現有的能力，想辦法維持自己「安身立命的地方」與「用處」，可以帶給大腦良性的刺激。只要持續刺激大腦，就能讓病程速度減緩，常保良好狀態——這麼一來就產生了良性循環。所以，實在沒有必要因為罹患了失智症，而從此放棄人生。

佐藤說過一句讓我難以忘懷的話：

「罹患失智症後雖然麻煩事變多了，但絕對不是一件不幸的事。」

我認為確實如此。

為了在80歲時還能滑雪、90歲還能一個人前往欣賞爵士樂現場演奏，我平日都盡可能地預防認知功能下滑、在做得到的範圍內盡量加強認知功能，而我平時實踐的方法，全都寫在這本書裡了。

不過，我真正的目的並不是「預防罹患失智症」，而是無論有沒有罹患失智症，都要充分發揮自己現有的能力，享受人生直到最後一刻——我誠摯希望這本書中提到的方法，可以幫助大家達到這個目標。

沒錯，這就是一本為了讓大家盡情享受人生而寫的書。如果大家能在覺得重要的地方畫上底線、反覆閱讀的話，我會感到非常開心。

〔悅讀健康系列 HD3168X〕

不失智的29個好習慣！

跟著70+名醫這樣做，健腦防衰，健康慢老！

作　　者／鎌田實
翻　　譯／林慧雯
寫真攝影／木村順子
插　　畫／細川夏子
選　　書／梁瀞文
企劃編輯／梁瀞文

行銷經理／王維君
業務經理／羅越華
總 編 輯／林小鈴
發 行 人／何飛鵬
出　　版／原水文化
台北市民生東路二段141號8樓
電話：02-2500-7008　傳真：02-2502-7676
網址：http://citeh2o.pixnet.net/blog　E-mail：H2O@cite.com.tw
發　　行／英屬蓋曼群島商家庭傳媒股份有限公司城邦分公司
台北市中山區民生東路二段141號2樓
書虫客服服務專線：02-25007718；02-25007719
24小時傳真專線：02-25001990；02-25001991
服務時間：週一至週五上午09:30-12:00；下午13:30-17:00
讀者服務信箱E-mail：service@readingclub.com.tw
劃撥帳號／19863813；戶名：書虫股份有限公司
香港發行／香港灣仔駱克道193號東超商業中心1樓
電話：852-2508-6231　傳真：852-2578-9337
電郵：hkcite@biznetvigator.com
馬新發行／城邦（馬新）出版集團
41, Jalan Radin Anum, Bandar Baru Sri Petaling,
57000 Kuala Lumpur, Malaysia.
電話：603-9057-8822　傳真：603-9057-6622
電郵：cite@cite.com.my

美術設計／鄭子瑀
製版印刷／卡樂彩色製版印刷有限公司

初　　版／2022年1月18日
定　　價／380元

城邦讀書花園
www.cite.com.tw

ISBN　978-626-95022-2-6（平裝）
ISBN　978-626-95175-6-5（EPUB）
EAN　4717702117061（EPUB）

ZUKAI KAMATA MINORU ISHI GA JISSENSHITEIRU NINCHISHO NI NARANAI 29 NO SHUKAN
by Minoru Kamata

Original Japanese edition published by Asahi Press, Tokyo
This Traditional Chinese language edition is published by arrangement with Asahi Press, Tokyo in care of Tuttle-Mori Agency, Inc., Tokyo through Future View Technology Ltd., Taipei.

國家圖書館出版品預行編目資料

29 個好習慣，抗老化，防失智！／鎌田實著；林慧雯譯．
-- 初版．-- 臺北市：原水文化出版：英屬蓋曼群島商
家庭傳媒股份有限公司城邦分公司發行，2021.10
面；　公分．--（悦讀健康系列；HD3168X）
譯自：図解鎌田實医師が実践している認知症にならない 29の習慣
ISBN 978-626-95022-2-6（平裝）

1. 老年失智症　2. 健腦法　3. 健康法

415.9341　　110015651